本书出版受甘肃省科技厅重点研发计划−社会发展类项目资助
项目编号：21YF11FA001

新编哮喘防治300问

XINBIAN XIAOCHUAN FANGZHI 300 WEN

主　编　胡建明

编　委　鲁文强　丁利回　白　雪　李　乐
　　　　冯　涛　曾　丽　把小燕　李　龙

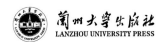

兰州大学出版社
LANZHOU UNIVERSITY PRESS

图书在版编目（CIP）数据

新编哮喘防治300问 / 胡建明主编. -- 兰州 : 兰州
大学出版社，2022.12
ISBN 978-7-311-06431-0

Ⅰ.①新… Ⅱ.①胡… Ⅲ.①哮喘－防治－问题解答
Ⅳ.①R562.2-44

中国版本图书馆CIP数据核字(2022)第250894号

责任编辑　陈红升
封面设计　汪如祥

书　　名　新编哮喘防治300问
作　　者　胡建明　主编
出版发行　兰州大学出版社　（地址:兰州市天水南路222号　730000)
电　　话　0931-8912613(总编办公室)　0931-8617156(营销中心)
　　　　　 0931-8914298(读者服务部)
网　　址　http://press.lzu.edu.cn
电子信箱　press@lzu.edu.cn
印　　刷　西安日报社印务中心
开　　本　710 mm×1020 mm　1/16
印　　张　9(插页2)
字　　数　152千
版　　次　2022年12月第1版
印　　次　2022年12月第1次印刷
书　　号　ISBN 978-7-311-06431-0
定　　价　28.00元

序

哮喘是呼吸系统的常见疾病，严重威胁着人民健康。全球约有4亿人患有哮喘。在我国，哮喘的发病率约为4.2%，按照最新人口普查结果推算，全国20岁以上哮喘患者将近有六千万。而且随着社会经济的发展，哮喘的发病率也在逐年上升，因此这一数字还在不断增多。

哮喘发作时主要表现为咳嗽、喘息、气急或胸闷等症状，如果控制不良，会反复发生，并逐渐加重，严重影响患者的生活、学习和工作，甚至可能发生猝死，危及生命。这不仅给患者及其家庭带来了很大的经济负担和生活压力，也给社会带来了一定的医疗负担。

在长期的临床实践中，我们发现大多数哮喘患者及家属缺乏哮喘的相关知识，他们不知道哮喘是个什么病、为什么患哮喘，更不知道患了哮喘应该怎么办，甚至有些人迷信于社会上的"偏方、秘方"，上当受骗，花了不少钱，疾病却得不到正确的治疗，以至于诊断不及时、治疗不规范，甚至越治越重，发展为肺心病，最终导致呼吸衰竭、心功能衰竭危及生命等。近年来，在全球哮喘防治创议（Global INitiative for Asthma, GINA）及我国哮喘防治指南的推动下，哮喘的诊治越来越规范、标准。要达到哮喘的完全控制，医患之间就要相互信任，并要求患者必须掌握一些哮喘的相关知识，变被动治病为主动防治，而不再盲从；这对于构建和谐医患关系，改善哮喘的控制现状和预后，降低哮喘的致死、致残率，减轻社会经济负担均具有重要意义。鉴于此，我们编写了这本《新编哮喘防治300问》，旨在帮助哮喘患者及家属正确认识哮喘，了解哮喘最新防治动态，从而最终战胜哮喘。虽然此前也有类似这方面的书籍，但随着医学科学的发展变化，哮喘的防治已经有了很大的进步。我们立足于最新的哮喘防治动态，以2021版全球哮喘防治创议及2020版中华医学会发布的中国哮喘防治指南为指导，从中西医结合的角度出发，对哮喘的概念、病因、诱因、检查、诊断、治疗及预防等做了详细介绍，另外对近期肆虐全球的新冠肺炎与哮喘的关系也进行了一些简单介绍。

　　本书的主要读者群为哮喘患者及家属，因此我们编写时力求语言通俗易懂，容易为普通老百姓所理解；但是由于医学的特殊性，有些概念性的东西仍然保留了专业术语，以便读者在查询时进行对照。另外，本书也适合于从事呼吸专业的中低年资医生、医学生学习之用。

　　在编著过程中，虽然我们已经尽心尽力，但囿于水平所限，书中难免有所疏漏，敬请广大读者及同仁批评指正。

胡建明

2022年12月27日

目　录

第一篇　常识篇

第二篇　疾病篇

第三篇　检查篇

第四篇　治疗篇

第一部分　治疗方法

第二部分　治疗药物

第三部分　治疗方案

第五篇 预防篇

第一篇 常识篇

1.哮喘是怎么回事？

　　哮喘是呼吸系统最常见疾病之一。在古代，哮和喘是分开的，分别属于"哮吼、哮证、喘急、短气、咳嗽"等症候。说文解字中对哮的解释是"猪受惊后发出的声音"，而喘是"疾息"，也就是呼吸急促。因此，哮是从呼吸的音响而言，喘是从呼吸频率来说的。中医经典《金匮要略》中形象地称之为水鸡声。但是，无论是猪叫声还是水鸡声，都不能准确地描述出哮喘发作时所发出的声音。在临床上，这种声音更像是一种哨笛声，因此也把哮鸣音叫做哨笛音。通俗地说，把这种带有哨笛音的呼吸急促现象叫做哮喘。现代医学认为，哮喘是一种以慢性气道炎症和气道高反应性为特征的异质性疾病，主要特征包括气道慢性炎症，气道对多种刺激因素呈现的高反应性，多变的可逆性气流受限，以及随病程延长而导致的一系列气道结构的改变，即气道重构。临床表现为反复发作的喘息、气急、胸闷或咳嗽等症状，常在夜间及凌晨发作或加重，多数病人可自行缓解或经治疗后缓解。

2.患哮喘的人多吗？

　　根据流行病学调查结果显示，目前全球哮喘患病率为1%～18%，不同国家和地区患病率不同，估计患者达3.58亿，患病率较1990年增加了12.6%。亚洲的成人哮喘患病率为0.7%～11.9%（平均不超过5%），近年来哮喘平均患病率也呈上升趋势。根据2012～2015年在中国10个省市进行的"中国肺健康研究"调查结果，我国20岁及以上人群的哮喘患病率为4.2%，其中26.2%的哮喘患者诊断时已经存在气流受限（吸入支气管舒张剂后FEV1/FVC<0.7）。按

照最新的全国人口普查数据推算，我国20岁以上人群应该有将近6000万哮喘患者。

3.哪些情况应该怀疑哮喘？

如果家族中有哮喘患者，而本人又是过敏体质，患有荨麻疹、湿疹、过敏性鼻炎等过敏性疾病，出现以下情况时就需要怀疑哮喘：①反复发生的顽固性咳嗽，呈刺激性，对异味（如烟味、油漆味、辣椒味等）比较敏感，常于夜间及凌晨3～5点发作或加重，一般止咳药无效而平喘药有效。②发作性的胸闷、气短，经心内科检查排除冠心病等心脏疾病，而无其他原因可解释者。③反复出现的气短、喘息，特别是异味刺激或吸入花粉、烟雾、冷空气等后出现者。④这些情况可以同时或先后出现，一般很少单一症状出现。⑤典型哮喘的主要特点是反复发作的喘憋，听诊双肺会有呼气相的哮鸣音，病人自己或身边的人常能听见呼吸时出现类似吹哨的声音。如出现以上情况，需及时去医院呼吸科就诊，排除哮喘。

4.我为什么会得哮喘？

哮喘的发生与人的体质有关，这种体质常常对多种物质过敏，属于一种过敏体质，医学上叫作特应症，这种体质具有遗传性。因此，哮喘的发生需要一定的遗传基础，如家族中父亲、母亲、爷爷、奶奶、外公、外婆等人患有哮喘，那么你患哮喘的可能性将会大大增加。其次，如果有过敏史，比如吃什么药物或食物如虾等后发生荨麻疹、花粉症，或患有自身免疫性疾病如风湿病、过敏性鼻炎等，那么你患哮喘的机会也会增加。再次，有了遗传基础并不一定会发病，还需要环境因素的刺激才能诱发哮喘发作。例如，有个人，他的母亲有哮喘，他本人有过敏史，在一次感冒后出现发热，在使用退热药阿司匹林后突然出现哮喘大发作，就属于这种情况。

5.医生说我是特应症，是什么意思？

哮喘的发作，常常与一种特定的体质有关，这种体质就是特应性体质，医学上叫作特应症（Atopy）。Atopy一词出自20世纪20年代一个叫Coca的学者，其意为"不适当的""特应症"之意，是指一类与遗传密切相关的速发型变态反应，也就是过敏性体质对环境中常见抗原产生 IgE（免疫球蛋白 E）类抗体应答的倾向性，对变态反应性疾病的易感性。其临床特点：①有明显的遗传倾向和个体差异；②对变应原的敏感性高，注射变应原后症状严重，甚至发生休克、死亡；③不易脱敏；④血液中 IgE 明显增高，能被动转移，不受治疗的影响；⑤对多种抗原（包括吸入性、食物、药物等）均过敏。如果您恰好就是这种体质，那么您可能会患一系列过敏性疾病，如荨麻疹、湿疹、过敏性鼻炎、哮喘等，要注意在日常生活中尽量避免接触引起过敏的物质，如花粉、动物毛屑等。

6.什么是花粉症?

花粉症又叫做枯草热，是患者对植物花粉过敏所引起，主要累及眼及上呼吸道。该病主要以花粉作为变应原。在我国，主要致病花粉有蒿属花粉、向日葵、大麻、梧桐、蓖麻、苋属植物、葫属植物、杨树、榆树的花粉等。亦有少数患者是由真菌、尘螨等引起。主要表现为眼部发痒、流泪、睑结膜充血肿胀；鼻腔发痒，喷嚏连连，常一次多达十几个，清水样鼻涕，在发病时终日不止；咽部发痒、咽干、干咳等。有些患者听诊时可听到哮鸣音，这部分患者是哮喘的好发人群，需要注意如出现胸闷、气短、喘息或比较顽固的咳嗽，需要及时去医院检查，排除哮喘。

7.得了哮喘严重吗?

哮喘是一种非常常见的呼吸系统疾病，若得不到正确有效的控制，则可能会威胁患者生命，因此哮喘在一定程度上是一种比较严重的呼吸道疾病。但是如果经过规范化治疗，可以达到完全控制，有些人甚至会长期不发作，能够和正常人一样工作、学习、生活。很多哮喘患者之所以非常严重，甚至造成生命危险，很大程度上是因为他们没有按照医生的要求去规范地治疗，没有做好日常的监测，没有用正确的方法去控制、管理自己的哮喘，所以疾病才会变得比较严重。如果按照规范的治疗及预防措施，80% 以上的哮喘患者都能够达到完全控制，真正非常严重的或难治的哮喘只占所有哮喘患者的 5% 以下。随着一些新的治疗措施的出现，如一些单抗性药物：针对免疫球蛋白 IgE 的奥马珠单抗（omalizumab）、针对炎症因子白介素 4 受体的杜匹单抗（dupilumab）、针对白介素5的美泊利单抗（mepolizumab）、瑞斯丽珠单抗（reslizumab）、白介素5受体的抗体本拉利单抗（benralizumab）等，所谓的难治性哮喘或重症哮喘可能会越来越少。所以，哮喘并不是一个非常严重的疾病，关键在于是不是能够认真科学有效地进行治疗。

8.哮喘可以引起猝死吗？

哮喘急性发作是会引起猝死的，这主要是由于哮喘急性发作时，发生气道痉挛，管腔变小，导致迅速出现的缺氧和呼吸衰竭。因此，必须要规范化治疗，控制好哮喘，避免急性发作。哮喘病发生猝死的原因有：①未规范治疗或治疗不及时导致哮喘反复发作，病情加重。治疗方案不合理；患者依从性差，自行停药或减药；没有及时调整治疗方案导致病情控制不良；使用药物质量有问题；严重感染或接触致敏原等；以上因素均可诱发哮喘大发作，常常来不及用药而导致死亡。②哮喘发作时出现致命性心律失常。哮喘大发作时容易出现水、电解质以及酸碱平衡紊乱，导致致死性心律失常发生。另外，严重缺氧、药物使用不当也可发生致命性心律失常，如并发心力衰竭时应用洋地黄、支气管舒张时应用β2受体激动剂等。③超敏反应。哮喘患者往往是过敏体质，容易受到各种致敏原的影响而出现超敏反应，引起严重的喉、气管水肿、广泛支气管痉挛等，就可能使气道梗阻、窒息或诱发严重的心律失常甚至心跳骤停而死亡。④闭锁肺。哮喘大发作时呼吸道产生大量的分泌物，广泛痰栓堵塞支气管或应用异丙肾上腺素可造成闭锁肺，出现急性呼吸衰竭而发生猝死。⑤不合理应用呼吸抑制药物。哮喘大发作时不恰当使用呼吸抑制药如吗啡或巴比妥类、氯丙嗪类镇静药，可引起呼吸抑制甚至骤停，造成猝死。所以，哮喘一定要规范、合理治疗，力争达到完全控制，才能有效避免猝死发生。

9.哮喘会传染吗？

哮喘是由多种细胞包括气道的炎性细胞（如嗜酸粒细胞、肥大细胞、T淋巴细胞、中性粒细胞）和结构细胞（如平滑肌细胞、气道上皮细胞等）以及细胞成分参与的气道慢性炎症性疾病。T淋巴细胞介导的免疫调节失衡与慢性气道炎症的发生是最重要的哮喘发病机制。

哮喘的发病原因主要是和遗传性过敏体质、外界环境刺激有关，不具有传染性。具有过敏体质的人在接触致敏原后才可能会导致哮喘发作，常见的过敏原有尘螨、花粉、刺激性气体、鸡蛋、海鲜，或者是一些药物如阿司匹林、青霉素等；空气污染、吸烟、呼吸道感染也可以诱发哮喘发作。正确及时的治疗可以有效控制和缓解症状，一般需要使用糖皮质激素类药物和其他扩张支气管的药物如沙丁胺醇等治疗。和哮喘的患者接触不会被传染，无需担心。

10.哮喘会遗传吗?

哮喘的发作是需要一定的遗传基础的，如家族中有人得哮喘，你很有可能会得，但也并不是说就一定会得哮喘。因为哮喘的发生除了遗传因素以外，还需要有一个环境的刺激，也就是哮喘的诱发因素，如果没有诱发因素，也不会得哮喘。因此，患哮喘的母亲，并不一定会生出一个患哮喘的宝宝。研究表明，与哮喘相关的基因非常多，目前已超过1000个，研究较多的有 ORMDL3、ADAM33、ADRB2等。在中国人群的研究中发现，ADAM33、FCER1B、RAN-TES、TNF、ACE、ADRB2、IL-4R 和 IL-13 可以被认为是中国人群的哮喘易感基因。

11.我怀孕了，检查出来哮喘怎么办?

怀孕后由于体内激素水平的变化，哮喘的病情也可能会发生相应的变化。有研究证实，约36%的哮喘孕妇在妊娠期间哮喘减轻，41%无明显变化，仅23%的哮喘患者可能出现病情加重，其中只有少数会影响到孕妇和胎儿。另一方面，怀孕期间要尽量避免用药，但是在迫不得已的情况下，尽量使用副作用小的、对胎儿影响小的药物是可行的。哮喘发作时可能会发生缺氧，相对于药物来说，缺氧对胎儿的影响可能会更大。因此，如果是哮喘患者，怀孕前要达到完全控制状态，怀孕后按照治疗方案坚持用药是安全的，不必担心药物对胎儿的不良影响。如果怀孕后才检查出哮喘，需要在正规医院、专科医生的指导下制定治疗方案，力争使哮喘达到完全控制状态。

12.支气管哮喘患者可以怀孕吗?

支气管哮喘患者完全可以怀孕，且怀孕时继续使用控制病情药物如信必可、舒利迭等对胎儿没有明显影响。支气管哮喘患者妊娠期间哮喘病情未必会加重，但对胎儿却有可能产生影响，对胎儿的影响程度主要在于哮喘发作是否严重。如果在妊娠时期出现哮喘的急性发作，可能发生母体及胎儿缺氧，假如未及时治疗，或病情控制不理想，将影响胎儿的生长发育，导致胎儿生长迟缓、脏器发育不全、流产、早产、甚至死亡。在医生的指导及规范治疗下，支气管哮喘患者通过合理应用药物可控制病情，使病情基本稳定或呈现完全控制状态，此时对妊娠无明显影响。但部分药物可能对胎儿有影响。支气管哮喘存在一定的遗传因素，但并不绝对。有支气管哮喘的患者可以怀孕，但是在哮喘发作频繁的时候，尤其是重症哮喘患者则不宜怀孕，必须在怀孕前积极治疗，争取使哮喘达到完全控制或基本完全控制。同时在妊娠期患者必须注意自我防护，以减少哮喘发作的次数及减轻发作程度。

13.孩子感冒时出现气喘是哮喘吗？

宝宝感冒时发生气喘不一定是哮喘。哮喘的发生首先需要的是遗传条件，如孩子的父母双方家族中有哮喘患者，孩子得哮喘的可能性较大。如孩子是过敏性体质，常常出现不明原因的过敏、荨麻疹、过敏性鼻炎、湿疹等，感冒时出现喘息，则很可能是哮喘。此外，感冒时由于病毒感染，发生气道炎症，从而诱发气道高反应性，导致轻微刺激如冷空气、烟雾、异味等即可发生支气管痉挛，出现喘息。随着感冒的痊愈，气道炎症好转，这种情况会得到很快恢复。临床上难以明确诊断为哮喘时，若反复发作喘息3次以上，可按照哮喘进行治疗。如果宝宝每次感冒时均出现喘息，则需进一步进行血常规、肺功能等检查，明确是否有嗜酸性粒细胞增多及肺功能改变，以便明确诊断，及时治疗。

14.宝宝才3岁，怎么就得了哮喘呢？

哮喘的发生与年龄关系不大，有些人可能很小就得哮喘了，也有些人可能在老年才诊断为哮喘。一般而言，因哮喘往往都有遗传基础，所以哮喘的发病年龄相对比较轻，青壮年，甚至儿童期发病率较高。孩子3岁，完全有可能得哮喘。儿童哮喘与成年人不同的是，儿童要经过一个青春期，在这一阶段，身体逐渐发育成熟，如果哮喘得到完全控制，则成年后有可能在很长一段时间内哮喘不再发作。所以儿童哮喘不可怕，诊断后需要及时、正确地治疗，只要坚持治疗，很可能会得到一个非常长的无症状期。

15. 哮喘会影响孩子的生长发育吗？

哮喘得到及时、有效、规范化的治疗，就不会影响孩子的发育。反之，则会影响孩子发育。哮喘对孩子生长发育有没有影响，这个问题需要根据病情的轻重来分析，如果哮喘达到完全控制，或偶尔有轻微发作，这种情况对孩子的生长发育就没有明显的影响。但是如果哮喘控制不良，反复发作，而且发作时程度较重，出现缺氧，这种情况对孩子的生长发育肯定是有影响的。另外，哮喘发作频繁，孩子常常因为哮喘不能去幼儿园，或者不能去上学，甚至室外的活动、体育锻炼都受影响。由于哮喘控制不良，孩子的食欲也可能会受到影响，出现营养不良。如果反复发作哮喘还可能会引起胸廓变形。所以，哮喘控制不良，可能会影响孩子的生长、发育，影响孩子的学习、生活等方面。因此，儿童哮喘，更应该及时、规范地去治疗。

16. 哮喘能除根吗？

哮喘目前尚属于一种无法根治的疾病，这主要是由于哮喘的发生一方面具有遗传因素，或者说其体质就是一种易患体质（特应症），这种体质基本上是不可改变的。另一方面，哮喘的发生还需要有环境的刺激，如花粉、动物毛屑等，小环境如居家环境是可以通过自己的努力而改变的，如卧室不养花、不养小猫小狗等有毛宠物。但是大环境的改变如空气污染等，需要全社会长期共同努力，才可能会发生改变的。因此说哮喘在目前是一种不可根治的疾病。但是不能根治并不是说不能治疗，相反，经过正确及时的治疗，哮喘可以达到完全控制，长期不发病，和正常人一样工作、生活。但若治疗不规范或患者不遵循医嘱配合治疗，可能会导致哮喘长期反复发作，病情逐渐加重，甚至并发肺源性心脏病、呼吸衰竭等，预后变差。

17. 我在北方得了哮喘，在南方会好吗？

我国南北方在气候、植被等各方面具有较大差异。北方海拔较高，气候干燥寒冷，空气中氧浓度较低，而南方则海拔低，气候温暖湿润，空气中氧浓度比较高。哮喘的发作，虽然有一定的遗传基础，但与环境的关系也比较大。在北方得了哮喘，如果到了南方，由于环境发生较大变化，很可能哮喘会不再发作。但是，尘螨是引起哮喘的常见致敏原，适合生长于温暖湿润的环境下，另外，与哮喘发作关系比较密切的各种霉菌，也比较喜欢温暖湿润的环境。因此，如果哮喘发作与尘螨及霉菌有关，则去南方并不见得比北方好。另外，由于南方温暖湿润，空气中氧含量比较高，哮喘合并慢阻肺，肺功能比较差的患者更适合去南方生活。

18.一年中哪个季节是哮喘的高发季节?

哮喘的发生对有些人可能有明显的季节性，而有些人则不然，一年四季均可发病。有季节性的人具有明确的过敏史，其哮喘发作常常与花粉、蒿草等过敏有关，因此可能在春秋季节多发。而没有季节性的这部分人，可能没有过敏史，其哮喘发作多与上呼吸道病毒感染有关，因此没有明显季节性。另外，还有一些人，过敏的东西非常多，根本说不清楚对哪种东西过敏，春秋季节可能对花粉过敏，冬夏季节可能对粉尘、动物蛋白等过敏，因此也没有明显季节性。对于有明显季节性的哮喘患者，治疗时可以在好发季节用药治疗，而在非高发季节停止用药，也可达到很好的控制。对于季节性不明显的患者则需要长期用药，才可能达到完全控制。

19.得了哮喘后我应该怎么办?

如果你不幸得了哮喘，首先请你摒弃恐惧、焦虑的心态，得病不由人，得了以后应想办法怎么去治疗。你应该庆幸的是，哮喘是呼吸系统疾病中唯一一种可以经过治疗或自行缓解的慢性疾病，而且在缓解期基本和正常人一样，甚至可以达到完全缓解，这是其他疾病不能比的。另外，哮喘发作时可能出现咳嗽、胸闷、喘息、气短等症状，甚至可能出现危及生命的大发作。因此，得了哮喘后需要及时去就医。哮喘一旦诊断后就需要规范化治疗，一般地，你的主治医师都会根据你的具体情况制定一个治疗方案，你要做的就是遵从医嘱，坚持用药，并按时复诊，把你的治疗情况及时反馈给医生，协助医生调整治疗方案，以期达到最理想的治疗效果。切忌病急乱投医，盲目听信各种小道消息、偏方验方等。另外，哮喘的发生常常与过敏原有关。因此，在日常生活中需要注意尽量避免接触这些过敏原。不养带毛宠物如小狗、小猫及鸟等；卧室内不养开花植物；不用浓烈香味的物品；不穿皮毛制品；不吃海鲜、火锅等调味品比较重的食品。但是，由于过敏的情况因人而异，如别人对虾过敏，你可能对鸡蛋过敏等，因此需要自行摸索，寻找引起自己过敏的东西，尽量避免和这些物品接触，从有效控制哮喘发作。

20.得了支气管哮喘能跑步吗?

得了哮喘能不能跑步需要具体情况具体分析。如果患者正处于支气管哮喘的急性发作期，不活动都可能会有气短，所以肯定是不能跑步的。如果患的是运动性哮喘，患者在运动的时候会引起哮喘的发生，特别是在气温比较低的清晨。如果气温比较高，运动前有热身运动，运动不剧烈，一般是不会引起哮喘发作的。适当运动可以增强患者体质、提高自身的抵抗力、减少感冒等，有利于哮喘的防治。适宜于哮喘患者的运动以有氧运动为宜，如慢跑、快走、游泳、瑜伽、太极拳、气功等，在运动前需要进行热身运动。

21.刚刚诊断为哮喘，医生建议我戒烟，有必要吗?

哮喘是一种慢性气道炎症，气道反应性比较高，轻微的刺激均可诱发气道痉挛，加重病情，影响治疗效果，因此，诊断为哮喘后患者应该戒烟。因为吸烟会引起支气管痉挛，分泌物增加，阻塞小气道。烟雾中含有醛类、氮氧化物等毒素，刺激呼吸道黏膜产生炎症，损害气道黏膜上皮，引起咳嗽、多痰，诱发和加重哮喘发作，所以诊断哮喘后医生一般都要建议患者戒烟。哮喘控制不佳，很大一部分都是各种诱发因素没有避免或去除造成的，包括吸烟（或二手烟）在内。

22.哮喘哪里看得好?

目前哮喘的治疗正在逐步标准化、国际化。1993年成立了全球哮喘防治创议（GINA）组织，该组织引领着全世界的哮喘防治工作，每年都会根据当年最新研究进展发表一期哮喘防治指南，大多数国家的指南性文件都是参考该指南而制定的，包括我国在内。因此，从大的方面来说，全球哮喘的防治基本是一个标准。具体到我们国内，由于地域辽阔，经济发展差异巨大，每个地区的防治水平还有一定的差距。一般而言，国内三级以上医院哮喘防治基本都差不多，而二级以下医院由于种种原因限制，差别较大。总而言之，得了哮喘以后，不必舍近求远，可以就近就医；在当地三级以上医院呼吸专科就诊，能够结合你自身的情况制定一个合理的治疗方案，而且有利于后期随访管理，效果可能会更好。

23.得了哮喘是看中医还是看西医?

得了哮喘究竟是看中医好还是西医好，这个问题要看你究竟是相信中医还是相信西医了。如果你对中医比较认可，采用中医也能达到比较理想的治疗效果。从目前情况来看，西医仍然是主流，具有完整的诊断标准，统一的治疗方案，规范的疗效评价指标等。一般而言，中医有句话说"急则治其标，缓则治其本"，个人认为，哮喘急性发作期，还是采用西医比较好，能够迅速缓解症状，控制病情。在缓解期，可以采用中医中药进行调理，增强体质，减少复发。当然，也有技术水平比较高的中医，对哮喘急性发作能够准确辨证，正确处方，迅速控制。总之，无论是看西医还是看中医，首先要对医生有足够的信任，只有医患相互配合，才能达到理想的治疗效果。

24.坊间传说的偏方、秘方可以根治哮喘，可信吗?

哮喘是一种慢性气道炎症性疾病，从目前的情况来看是不能根除的，因此任何根治的信息均是不可信的。在民间，有很多江湖游医、不法商人打着根治哮喘的旗号，兜售所谓的"哮根治、哮喘宝"等所谓的特效药或偏方、秘方，贻害无穷。这些药一般做成胶囊或打成粉，往往在中药中加入糖皮质激素，对哮喘发作具有一定疗效，但长期使用，可能会出现一系列激素的副作用，如肥胖、高血压、高血糖、骨质疏松脱钙等。一旦停药，迅速出现病情反弹，由于激素使用不规范，造成病情难以控制。因此，诊断哮喘后最好还是去正规大医院，到专科医生处就诊，规范治疗。

25.哮喘会复发吗?

反复发作是支气管哮喘的一个重要特点。它是一种慢性气道炎症，常常与接触冷空气或花粉、动物毛屑等过敏原引起的变态反应有关。哮喘治疗的目的一方面是控制症状，争取达到完全控制的标准。另一方面，哮喘治疗还需要降低急性发作的风险，特别是避免致死性大发作的发生。哮喘控制不佳会导致反复发作。其主要原因有：①治疗方案不合理，未按照哮喘防治指南结合患者具体情况制定治疗方案。②患者依从性较差，未能坚持用药或自行停药、减药等。③未能去除诱发因素，常常接触过敏原等。因此，哮喘虽然容易反复发作，但是经过医生规范化的治疗，能够有效地控制其发作。平时一定要注意坚持用药，不随意停药或减药。要预防感冒，多喝水，适当运动，增强抵抗力。另外，因哮喘是一种过敏性疾病，日常生活中一定要注意避免接触过敏原，如不养带毛宠物、卧室内不养开花植物、房间内保持清洁、不吃火锅等调味品重的食物，以及有可能引起过敏的食物如虾等。由于每个人的过敏情况不同，因此在日常生活中一定要自己摸索，寻找出对自己过敏的物品，尽量去避免接触它。这样，才能有效防止哮喘复发。

26.哮喘需要急救吗?

哮喘发作时是否需要急救要根据具体情况具体分析。过敏性哮喘分为缓解期、急性期。缓解期与正常人无异，患者可以正常工作、生活。急性期常因吸入过敏原或食入某些过敏食物，以及感冒、劳累所致，表现为突然出现的咳嗽、气喘、气急、胸闷、憋气，夜间咳嗽、气喘加重等。根据不同的发作程度分为轻、中、重度发作，轻度哮喘发作指一周内有两天出现气喘、呼吸急促等症状；中度发作指每天夜间均出现气喘、咳嗽加重；重度发作指每天白天出现咳嗽、气喘、活动时呼吸困难。哮喘大发作严重时会导致患者死亡。哮喘大发作时的主要表现为张口抬肩、呼吸急促、大汗淋漓、气喘，需立即拨打120，送患者至医院急诊室进行输液、吸氧、抢救治疗，尽快控制哮喘发作症状。一旦哮喘发作时间过长，体内严重缺氧易发生危险事件，严重者甚至引起死亡。患者日常需注意避免接触过敏原，防止诱发哮喘发作。

27.支气管哮喘可以停药吗?

支气管哮喘的治疗大多数情况是不能停药的。哮喘是一种反复发作的气道慢性炎症，其发病因素中既有遗传因素，又有环境因素，这两方面都是不能彻底改变的，所以哮喘的治疗基本是终身的。个别人经过治疗，达到完全控制，而且持续相当长时间不发作，可以考虑停药。这部分人虽然停药了，但并不意味着哮喘已经根除了，在某些情况下还可能再次发作。

哮喘反复发作，会发生气道重塑，使得本来能够完全可逆的气道痉挛变为不完全可逆的气道狭窄，导致临床治疗困难，病情进展，出现慢阻肺，甚至发生肺心病。而导致这种情况的原因很大一部分是患者依从性差，不遵从医嘱，出于种种顾虑而自行停药或减药。从目前哮喘治疗来看，在全球哮喘防治创议（GINA）的指导下，不仅仅是中国，欧美等发达国家治疗哮喘的方案基本是一致的，所以不必担心你所就诊的医院水平差，不专业。只要是正规医院呼吸专科，都会给你制定出一个比较标准、规范的治疗方案。方案订好后不能轻易改变，更不能随心减药或停药，任何方案的变动都要在专科医生的指导下进行，这样才有可能达到哮喘的完全控制。

28.孩子只有感冒时才气喘，需要一直用药吗？

上呼吸道感染是哮喘急性发作的常见因素之一，很多患者即使哮喘控制得很好，但感冒后也可能会发生哮喘的急性发作，再次出现咳嗽、喘息等症状。所以已经确诊为哮喘的孩子，在感冒后如果出现了咳嗽、喘息等哮喘症状，提示哮喘急性发作，就需要使用缓解病情类药物如沙丁胺醇气雾剂、异丙托溴铵气雾剂等，同时，平时的治疗方案可能需要升级。由于哮喘是一种不能根治的疾病，其治疗需要长期进行，因此用药需要长期持续，治疗方案一旦制定，不能随意更改或中断。除此以外，平时还应该针对孩子做好心理疏导，加强对儿童哮喘疾病的认识，增强孩子卫生意识，避免孩子与宠物、花粉以及其他过敏原接触，同时还应该注意孩子饮食合理，营养均衡，不能偏吃偏好，只有这样，哮喘才有可能达到完全控制。

29.哮喘需要长期用药吗？

支气管哮喘是一种慢性气道炎症性疾病，从目前的医疗水平来说，它是除不了根的，所以只有长期使用哮喘的控制性药物，如糖皮质激素、长效支气管扩张剂等，防止哮喘急性发作，才能保持哮喘的良好控制状态。大家都知道高血压、糖尿病患者需要长期用药，但是几乎没有多少人知道哮喘也需要长期用药，这与我们的科普不够有关。有一部分患者经过长期规范的治疗，症状完全消失，可以很长时间不用药，但这种情况需要经过专科医生的评估，不能自行停药或长时间不用药。

30.哮喘平均生存期有多长？

哮喘是呼吸系统常见病、多发病。可见于嗷嗷待哺的小儿，也可见于年逾古稀的老人。如果控制不良，可能会危及生命。但是具体能活多长时间，目前还没有一个具体平均生存期的数值。支气管哮喘是属于慢性疾病，目前还没有办法可以彻底治愈，但是通过努力，还是可以达到完全控制，使病人过上正常人的生活的。这一般需要长期使用沙美特罗替卡松、布地奈德福莫特罗等药物吸入治疗，根据病情还可以选用茶碱缓释片、白三烯调节剂孟鲁司特等；经过规范治疗，一般能达到完全控制，少数急性发作或控制不良的患者可以加用糖皮质激素如强的松等，药物剂量的增减需要去医院呼吸科门诊定期复查，根据哮喘控制情况决定。如果病情控制稳定，就不会影响寿命。

31. 在一个地方诊断为哮喘，我可以在别的地方印证一下吗？

选择医生是患者的权利，你可以在这里看，也可以在那里看，甚至可以同时请几个医生看。就哮喘而言，这是呼吸系统最常见疾病之一，诊断和治疗都有统一的指南所规范。如果在这里诊断了，大可不必去别的地方印证。如果这里不能诊断，你可以到条件更好的地方去进一步检查、诊断。再者，指南虽然都是一个指南，但每个人的理解、经验可能并不完全相同，找几个医生看，可能最终导致莫衷一是，不知道该怎么办了。还有，现在网络信息非常发达，可以从网上获得很详细的信息，对于含糊不清、有疑问的地方可以提出来和你的医生进行讨论，因此也没有必要去在几个地方相互印证，以免给自己造成困惑，甚至延误治疗。

32.在看病时医生会不会为了经济利益而夸大我的病情呢？

一般地，一个合格的医生是不会为了自己的利益而夸大你的病情的。更何况，现在网络信息非常发达，从医生处得到的信息，往往还会在网上去印证，医生说得不切合实际，很快就会被揭穿的。因此，就诊时大可放心，医生不会夸大病情、糊弄病人的。另外，和病人谈病情时，医生一般会尽量把所有可能出现的情况都告诉患方，即使发生的可能性非常小。引起患方注意的往往可能是影响最严重的情况，尽管发生的概率很小，所以患方就会觉得医生夸大了病情。比如哮喘急性发作时，病人情况比较重，这时候医生可能会和患方进行病情告知，在这种情况下，很可能经过积极治疗，患者病情好转，痊愈出院，但也有可能病情恶化，发生死亡。医生告知时可能会这两种情况都说明白，而患方可能只注意到的是发生恶化，引起死亡这种情况，这样就觉得医生可能夸大了病情。因此，在医院就诊时要冷静分析，客观面对。

33. 我可以给医生一个红包表示感谢吗？

国家政策和医院制度是不允许医生收受红包的。如果你真的想感谢你的医生，其实表达的方式有很多，比如，可以写感谢信、表扬信、锦旗等等。一般代金券、现金等还是别送为好，以免给医生带来不必要的麻烦。

34. 医生让我从网上学习哮喘的相关知识，有必要吗？

现在的时代是信息时代，网络非常发达，可以足不出户而知道天下事。你去就诊，医生是专业人士，掌握着专业知识，你如果什么都不懂，那么沟通起来可能会有一定障碍。一般地，如果诊断了是什么疾病，医生都会建议你去上上网，了解一下关于这个疾病的基本常识，如怎么防怎么护、治疗效果怎么样、以后结果如何等等，这既有利于医患沟通，也有利于疾病防控。所以，诊断为哮喘后，通过网络查查哮喘的相关知识，十分有必要。

35. 我应该如何利用网络获得哮喘相关知识呢？

现在的网络非常发达，要获得哮喘相关知识，途径很多，比如，可以在百度里面搜索"哮喘"，会出现很多哮喘相关的条目。要了解哮喘的原因，可以输入"哮喘原因"进行搜索。其他搜索引擎都可以，如谷歌等。还可以去一些医药网站，如好大夫网站、寻医问药网等等，这些网站一般会提供全国知名医生的坐诊信息，而且很多网站都有这些知名专家教授撰写的科普文章，搜索你想要知道的一般都会有结果。如果没有现成的结果，还可以通过网站提问或有针对性地向某个知名专家提问等。

36. 医生为什么要介绍我去医院外面的药店买药呢？

一般地，由于种种限制，一些新一点的药物或具有特殊治疗作用的药物可能会先出现在药店而不是先出现在医院药房，对于某些疑难病例，常规药物无效时医生可能会建议患者从院外购药，当然，这部分院外购药的费用一般很难进入医保报销范畴。如果自己经济比较困难，完全可以和医生沟通，说明情况后选择其他方法。

37.我可以拒绝医生推荐的药物吗?

医生在制定治疗方案时需要和患者及其家属充分沟通，包括结合患者的经济情况、药物耐受性、当地能不能很方便得到药物等。如果医生开的药物你觉得不能承受，或副作用不能耐受、当地不容易购得等，均可以向医生说明，而不是说医生开什么你用什么。当然，医生开药的时候可能考虑更多的是药物疗效，他对你的经济情况、以前的用药情况等不一定很清楚。所以，你完全可以根据你的实际情况拒绝医生推荐的药物。

第二篇　疾病篇

38.同样都是哮喘，我的症状怎么就和别人的不一样呢？

　　根据哮喘全球防治创议最新的定义，哮喘是一种异质性疾病。从专业方面来讲，异质性是一个遗传学概念，指的是一种遗传性状可以由多个不同的遗传物质改变所引起。相应地，异质性疾病是指对某种疾病的病因尚不十分明确，并且在现有的研究结果中还没有找到一个非常统一的病因和机制，每个人的发病机制各有不同。对于哮喘而言，正是由于其发病机制不一，临床表现多样，对治疗的反应性不同，预后差别很大，所以称其为一种异质性疾病。这也就是同样都是哮喘，但每个人的表现是互不相同的，或者同样是哮喘，并且同样使用同一种药物治疗，每个人的治疗效果也是互不相同的原因所在。

39.导致哮喘发作的常见诱发因素有哪些？

　　哮喘是一种慢性气道炎症性疾病，其发生与遗传及环境刺激有关，其诱发因素因人而异，非常复杂，大致可归纳为：①环境因素。大到自然界环境，小到家庭中的居住环境都可能诱发哮喘。如近些年日益严峻的雾霾、城市环境污染、现代建筑材料的广泛应用、含有各种化学物质的大量有害物质，都会对呼吸道产生刺激作用，引起哮喘发作。家庭中养的各种带毛宠物、开花植物，各种装修及装饰材料等对哮喘的影响也不容忽视。常见的可吸入性气体或烟雾：特异性吸入物如尘螨、花粉、霉菌、动物毛屑等；非特异性吸入物如硫酸、二氧化硫、氯、氨等。职业性哮喘的特异性吸入物如甲苯二异氰酸酯、邻苯二甲酸酐、乙二胺、青霉素、蛋白酶、淀粉酶、蚕丝、动物皮屑或排泄物等，非特异性的有甲醛、甲酸等。②生活方式。长期吸烟，嗜食火锅等调味品重的食物，使用染发剂、浓烈的香水等都可引起哮喘。③感染。哮喘的发生与反复呼吸道感染有关。在哮喘患者中，可存在有细菌、病毒、支原体等的特异性IgE，如果吸入相应的抗原则可诱发哮喘。在病毒感染后，可直接损害呼吸道上皮组织，致使呼吸道反应性增高。有研究认为病毒感染所产生的干扰素、IL-1使嗜碱性粒细胞释放的组胺增多，诱发气道痉挛，出现哮喘。常见的引起呼吸道感染的病毒有鼻病毒、腺病毒、呼吸道合胞病毒及流感病毒等。寄生虫如蛔虫、钩虫等感染后可激活嗜酸粒细胞，产生一系列细胞因子，从而诱发哮喘，这在农村卫生条件较差者中仍广泛存在。④食物。由于饮食关系而引起哮喘发作的现象在哮喘病人中经常可以见到，尤其是婴幼儿容易对食物过敏，但随着年龄的增长而逐渐减少。引起过敏最常见的食物是鱼类、虾、蟹、蛋类、牛奶等。另外，饮食结构不合理，饮食不平衡，缺乏维生素D等与哮喘发作也有关系。⑤气候改变。当气温、湿度、气压和（或）空气中离子等改变时也可诱发哮喘，如在寒冷的秋冬季节或天气变化剧烈时较多发病。⑥精神因素。现代生活的节奏加快，竞争激烈，压力增大，造成人体内分泌失衡，如果患者的精神受到刺激，反应过度，容易诱发哮喘。病人情绪激动、紧张不安、怨怒等，都会促使哮喘发作，一般认为它是通过大脑皮层和迷走神经反射或过度换气所致。⑦胃食管反流。胃酸返流至食道会刺激迷走神经，诱发哮喘发作。另外，胃酸反流至食管后又上行至喉咙，会引起咽部异物感，造成声音嘶哑及反复咳嗽，甚至直接引起呼吸道损伤，造成气道反应性增高，诱发哮喘。

40.支气管哮喘有哪几种类型？

　　支气管哮喘是一种异质性疾病，目前尚没有一种标准的分类方法，根据其特点大致可分为：①过敏性（外源性）哮喘。这是主要的一种哮喘类型，多见于儿童及青少年，其发生与吸入某些外界的过敏原有关，其特点为发病有明显的季节性，一般以春、秋季多见。发病前常有鼻痒、咽痒及眼和耳发痒，连续打喷嚏，流清水样鼻涕和连续刺激性干咳嗽等症状。但是在发病间歇期，此类患者常无明显症状，表现和正常人完全一样。此型哮喘大多数有明显的家族过敏史（亲属中也有哮喘或其他过敏性疾病），患者本人也常有湿疹、药物过敏、神经性皮炎或过敏性鼻炎等疾病。各种风媒花粉、尘埃、螨类是吸入型患者最常见的吸入过敏原。用相应的过敏原浸出液作吸入或皮肤试验，可使病员短时间内出现局部反应，因此，此型哮喘又称为"速发型哮喘"。一般疗效好，但如控制欠佳，也有可能会转化为混合型哮喘。②感染性（内源性）哮喘。这种哮喘一般起病较晚，没有明确的过敏史，发作常常与感染有关，发作前常有明显的感冒、发热等呼吸道感染表现。好发于秋冬季或感冒流行季节。发病时有明显的喘息，同时伴有痰量增多、痰色变黄以及低热、周围血白细胞计数升高等感染征象。治疗时需加用抗菌药物才能使症状得以缓解。正是因为其发病与外界环境刺激关系不大，所以又称为"内源性"哮喘。③混合性哮喘。这种类型的哮喘无明显特征性，既可以因接触过敏原而发病，也可以因感染而诱发，没有明显季节性，一年四季均可发病。治疗相对比较困难。④职业性哮喘。这种类型的哮喘大多与职业环境有关，在上班时发病，离开工作环境后缓解。其发作可能与工作环境中的一些特殊物质有关，如棉花细尘（见于纺织车间）、山药粉、蘑菇孢子（蘑菇种植场）、蚕蛾的粉尘（养蚕室）、某些洗涤剂及某些工厂的刺激性气体、药品等等。⑤运动性哮喘。此类病人大多为儿童或青少年，常具有较强的遗传过敏体质，平日可无哮喘发作史，但每当剧烈运动如奔跑后，可迅速发作。⑥迟发性哮喘。这种哮喘一般起病比较晚，多见于老年女性，与过敏关系不大，常常需要较高剂量激素治疗。⑦持续气流受限性哮喘。这种类型的哮喘患者常常存在持续性气流受限，治疗困难。⑧肥胖性哮喘。这种类型的哮喘患者往往发生于肥胖者之中，与过敏没有明显关系。⑨月经性哮喘。患者月经期出现哮喘，度过月经期即可痊愈，可能与神经精神因素有关。⑩药物性哮喘。常见者如哮喘、阿斯匹林过敏与鼻息肉综合征，患者可在服用阿司匹林（乙酰水杨酸）半小时内出现哮喘发作；消炎痛等非甾体类消炎药也可有类似的激发作用。少数病人可能没有鼻息肉。

41.医生为什么说我是不典型哮喘？

　　不典型哮喘相较于典型哮喘而言，其症状表现不典型、不常见。典型哮喘临床表现为反复发作的喘息、气急、胸闷和咳嗽症状，多于夜间及凌晨发作或加重。而不典型哮喘目前主要有咳嗽变异性哮喘和胸闷变异性哮喘。咳嗽变异性哮喘临床表现以反复的刺激性干咳为主，没有或仅有轻微的喘息、气急和胸闷等症状。胸闷变异性哮喘症状主要表现为胸闷，而没有喘息、气急和咳嗽症状。在2020版的中国哮喘诊治指南中新增一种隐匿性哮喘，指无反复发作喘息、气促、胸闷或咳嗽的表现，但长期存在气道反应性增高者。随访发现有14%～58%的无症状气道反应性增高者可发展为有症状的哮喘。这些情况常常给诊断带来了一定的困难。不典型哮喘虽然症状不典型，但是检验可发现嗜酸性粒细胞增多，免疫球蛋白E(IgE)异常，气道反应性检查如支气管激发试验阳性等可以明确诊断。因此，如出现不明原因的咳嗽、胸闷等症状，需要怀疑不典型哮喘而去专科就诊，以免延误病情。

42.过敏性哮喘是什么？

顾名思义，与过敏有关的哮喘就是过敏性哮喘，是最常见的一种哮喘类型，儿童期起病，常常有过敏性疾病病史或家族史，如湿疹、过敏性鼻炎、食物或药物过敏等。治疗前诱导痰检查常常提示气道嗜酸粒细胞性炎，对吸入激素治疗比较敏感。诱发哮喘的重要变应原是尘螨。近年来大量研究证实尘螨与支气管哮喘关系密切，尘螨作为一种独立的危险因素严重影响着哮喘的发病率。对于尘螨引起的过敏性哮喘可采用脱敏治疗，亦称尘螨变应原免疫治疗。这种疗法既具有病因治疗意义，又兼有预防性质，可以有效地改善尘螨过敏性哮喘患者的症状和肺功能，同时还能够降低患者气道高反应性、抑制迟发性哮喘反应、提高病人对尘螨的耐受性。从目前治疗效果来看，脱敏治疗对于儿童哮喘作用相对较好。对于常年发作的病人需要采用常年的常规免疫疗法，对于季节性发作者可采用季节前免疫治疗。

43.我本来是过敏性鼻炎，医生怎么又说我是哮喘呢？

鼻子和气管都属于呼吸道，一个位于上端，一个位于下端，二者之间关系密切，有人把这种关系比作邻里关系或楼上楼下的关系。二者之间的疾病常常相互影响。特别是过敏性鼻炎和哮喘，两者的发病机制都与过敏有关，同属于I型变态反应的范畴。过敏性鼻炎大多数伴发哮喘。两者的先后关系并不一定，其中80%过敏性鼻炎的发作先于哮喘，但是过敏性鼻炎并不一定必然要发展为哮喘，也有些哮喘就不合并过敏性鼻炎。

在临床上，这两种疾病也有着千丝万缕的联系，引起过敏性鼻炎的原因，如吸入刺激性气味、花粉、接触过敏原，狗、猫等宠物的毛屑，进食某种过敏性食物如虾等，往往也可以诱发哮喘的发作。大多数的哮喘患者都伴有过敏性鼻炎，鼻炎发病时常常有哮喘发作，相反，哮喘控制不佳很可能由于鼻炎没有很好地控制。因此在治疗哮喘的同时，必须要治疗鼻炎，只有鼻炎控制好了，才有可能达到哮喘的完全控制。有些人认为，鼻炎的症状就是打喷嚏，流清鼻涕，没有生命危险，不重要，只有哮喘会出现气短、喘息，甚至危及生命，需要及时治疗。这种观点是完全错误的，鼻炎控制不好，哮喘肯定不能完全控制，而哮喘反复发作，可能会发生气道重塑，造成不可逆性气流受限，最终出现呼吸衰竭、肺心病。

44.我没有过敏史，怎么也会得哮喘？

哮喘中大多数与过敏有关，然而，也有一部分哮喘与过敏无关，这部分人的哮喘发作常常与上呼吸道病毒感染，特别是呼吸道合胞病毒、鼻病毒等有关。其主要特点是发病比较晚，多数到中年后才出现症状，通常都较过敏性哮喘的病情严重。此外，患者家族也多没有哮喘或过敏症的病历，且是女性患者居多；这种哮喘患者，也较多发现鼻息肉和对阿司匹林过敏。从其发病机制来说，参与的炎症细胞与过敏性哮喘不同，主要是中性粒细胞，少量嗜酸粒细胞或炎症细胞很少参与。这种哮喘对激素的治疗效果比较差，相对比较难治。

45.什么是迟发性哮喘？

哮喘的发生，一般比较早，在青少年期即可诊断，但是也有一部分人哮喘出现得比较晚，叫做迟发性哮喘，也叫成人起病性哮喘。这部分人以女性为主，哮喘发作不是在青少年，而是在成年期，而且与过敏没有关系，往往需要大剂量糖皮质激素治疗，有些对激素疗效差。需要说明的是职业性哮喘不包括在内。

46.什么是持续气流受限性哮喘？

临床上有一些人的哮喘比较难治，持续存在，在2020版全球哮喘防治创议（GINA）中，把这部分哮喘叫做持续气流受限性哮喘。这可能与哮喘治疗不规范，长期反复发作，出现气道重塑有关。也可能存在更为复杂的发病机制。

47.什么是肥胖性哮喘？

中医上说"胖人多痰湿、胖人多喘"，日常生活中常常见到有些肥胖者经常会出现喘息、气短。在最新版的GINA指南中把这部分哮喘患者叫做肥胖性哮喘。至于肥胖为什么会引起哮喘，目前研究还不是很清楚。1999年，美国有研究揭示肥胖是哮喘的独立危险因素。还有研究表明肥胖者易患难治性哮喘，对药物反应性差，其治疗难度大。从其机制上来说，这种哮喘的发生与嗜酸粒细胞关系不大。因此，对于这种哮喘患者。在规范治疗哮喘的同时，做适度、适量的运动锻炼，积极控制体重，有利于哮喘的更好控制。

48.孩子每次跑操，都会喘得厉害，医生怀疑是运动性哮喘，这是什么情况？

运动性哮喘又称为"运动诱发性哮喘"，是支气管哮喘的一种特殊表现类型，常因运动而诱发，特别是北方，寒冷的早晨，进行剧烈运动时出现。运动性哮喘可发生于任何年龄，男性多于女性。多数患者在剧烈运动开始后6~10分钟，或运动停止后2~10分钟出现咳嗽、胸闷、胸痛、气短、喘息，听诊时肺部可听到明显呼气时的哮鸣音。哮喘发作在0.5~1小时内可逐渐缓解，少数严重患者可持续2~3小时，极个别患者持续时间更长。但运动前后肺功能测定可发现存在支气管痉挛，结合病史及肺功能检查可明确诊断。这种哮喘的治疗与典型哮喘相同，但需要注意避免在气温较低的情况下剧烈运动，在运动前要做充分的热身运动，运动时如出现胸闷、喘息，需及时停止运动，并使用哮喘控制药物进行治疗。

49.我因为胆囊痛，吃了点止痛药布洛芬怎么就出现胸闷、气短和喘息呢？

这种情况很可能是阿司匹林性哮喘。有一部分患者在服用阿司匹林或其他非甾体类抗炎药后数分钟至数小时内会导致哮喘的发作，病情多较为严重，这种以阿司匹林为代表的解热镇痛抗炎药引起的哮喘称为阿司匹林性哮喘。常见的非甾体类抗炎药有：比较常用的阿司匹林、吲哚美辛（消炎痛）、对乙酰氨基酚（扑热息痛）、布洛芬、双氯芬酸、美洛昔康、萘普生、塞来昔布、罗非昔布、尼美舒利等等，还包括以前常用现在已经不主张应用的氨基比林、安乃近、保泰松等。另外还要注意的是有些感冒药含有解热镇痛药的成分，如克感敏、去痛片等，服用时需要注意。特别是有这种哮喘的患者，服用感冒药时一定要注意看看说明书，判断有没有过敏成分在内。

50.我为什么常常在上班时出现胸闷气短，而回家后却什么感觉也没有？

这种情况可能是职业性哮喘。职业性哮喘是指由于接触职业环境中的某些特殊物质后引起的哮喘。典型的职业性哮喘表现为工作期间或工作后出现咳嗽、喘息、胸闷或伴有鼻炎、结膜炎等症状。症状的发生与工作环境有密切关系。如有些人在动物房工作，每天在上班时发病，而下班后回到家中却完全正常。还有些人在单位烧锅炉，一到单位就出现鼻子痒、流清鼻涕、打喷嚏、咳嗽、胸闷、喘息，而下班后完全消失。随着工业发展，我国职业性哮喘的发病率也在逐年增加。特异性支气管激发试验是诊断职业性哮喘和筛查职业性致喘物最有诊断价值的方法。改变工作场所，改善工作环境，避免与致敏原接触是治疗和预防职业性哮喘最重要的措施。

51.支气管哮喘的发病机制是什么？

目前支气管哮喘的发病机制尚不完全清楚，主要包括变态反应、气道高反应、气道慢性炎症、遗传机制、气道神经调节异常以及气道重塑等。临床较为公认的机制为气道慢性炎症与神经调节因素相互作用，经外界致敏原等因素刺激，诱发气道炎症，引起气道平滑肌痉挛，从而产生胸闷、喘息、呼吸困难等症状。中医则认为"内有壅塞之气，外有非时之感，膈有胶固之痰，三者相互作用即可出现痰鸣气喘的疾患。"

第一，气道炎症机制：外源性变应原通过吸入、食入或接触等途径进入人体后，被抗原提呈细胞吞噬，加工处理后激活T淋巴细胞，一方面，活化的辅助性Th2细胞能够产生白介素如IL-4、IL-5和IL-13等细胞因子，继而激活B淋巴细胞并合成特异性免疫球蛋白IgE，后者结合于肥大细胞和嗜碱性粒细胞等表面的受体。若变应原再次进入体内，可与结合在细胞表面的IgE交联，使该细胞合成并释放多种活性介质，导致气道平滑肌收缩、黏液分泌增加和炎症细胞浸润，产生哮喘的临床症状，这是一个典型的变态反应过程。另一方面，活化的辅助性T细胞分泌的IL等细胞因子可直接激活肥大细胞、嗜酸性粒细胞及巨噬细胞等，并使之聚集在气道。这些细胞进一步分泌多种炎症因子如组胺、白三烯、前列腺素、活性神经肽、嗜酸性粒细胞趋化因子、转化生长因子等，构成了一个与炎症细胞相互作用的复杂网络，导致气道慢性炎症。

第二，气道的高反应性：指气道对各种刺激因子如变应原、理化因素、运动、药物等呈现的高度敏感状态，表现为病人接触这些刺激因子时气道出现过强或过早的收缩反应。气道高反应性是哮喘的基本特征，可通过支气管激发试验来量化和评估，有症状的哮喘病人几乎都存在气道高反应性。目前普遍认为气道慢性炎症是导致气道高反应的重要机制之一，当气道受到变应原或其他刺激后，多种炎症细胞释放炎症介质和细胞因子，引起气道上皮损害、上皮下神经末梢裸露等，从而导致气道高反应性。长期存在无症状的气道高反应性者出现典型哮喘症状的风险明显增加。然而，出现气道高反应性者并非都是哮喘，如长期吸烟、接触臭氧、病毒性上呼吸道感染、慢性阻塞性肺疾病等也可出现，但程度相对较轻。

第三，气道的神经调节机制：神经因素是哮喘发病的重要环节之一。支气管受复杂的自主神经支配，除肾上腺素能神经、胆碱能神经外，还有非肾上腺素能非胆碱能神经系统。哮喘病人 β 肾上腺素受体功能低下，而病人对吸入组胺和乙酰甲胆碱的气道反应性显著增高则提示存在胆碱能神经张力的增加，神经系统能释放舒张支气管平滑肌的神经介质如血管活性肠肽、一氧化氮及收缩支气管平滑肌的介质如 P 物质、神经激肽，两者平衡失调则可引起支气管平滑肌收缩。此外，从感觉神经末梢释放的 P 物质、降钙素基因相关肽、神经激肽 X 等导致血管扩张、血管通透性增加和炎症渗出，此即为神经源性炎症。神经源性炎症能通过局部轴突反射释放感觉神经肽而引起哮喘发作。

总之，哮喘的发生是在遗传与环境因素的共同作用下，在多种炎症细胞、炎症介质以及复杂的神经调节等机制的共同参与下，发生气道炎症、气道重塑、气道高反应性等病理生理改变，最终出现喘息、胸闷、咳嗽等哮喘发作时的症状。

52. 为什么别人对吸烟没什么，而我却闻到烟味很敏感呢？

这可能是因为您的气道反应性比较高的原因。气道高反应性是指气道对各种物理、化学、变应原或运动的过度反应状态。一般而言，正常人的气道对轻微刺激并不引发平滑肌收缩或仅发生微弱收缩反应；而在同样刺激下，某些哮喘患者则可因气道反应性增高，表现出敏感而过强的支气管平滑肌收缩反应，引起气道缩窄和气道阻力增加，从而引发咳嗽、胸闷和喘息等症状，气道高反应性是哮喘病的重要特征之一，是气道存在炎症的间接反映。气道反应性的测定能为支持或排除哮喘的诊断提供有力的客观依据，并对哮喘的病情判定、疗效评估等有重要帮助。

53.存在气道高反应性就一定有哮喘吗？

尽管气道高反应性与哮喘关系密切，但二者之间并不能画等号。有气道高反应性并不一定就是哮喘。有些人上呼吸道感染，特别是病毒感染时也会出现气道高反应性。此外，气道反应性还受到遗传、气道黏膜表面渗透压的改变等物理因素、某些药物等化学刺激等多种因素的影响。对哮喘而言，大部分哮喘患者有气道高反应性，而少数患者并没有气道反应性增高，这部分患者参与的炎症细胞可能是以中性粒细胞为主，对治疗的反应性也比较差。

54.我的哮喘为什么总在晚上发作呢？

哮喘的发生，大多数是在夜间，特别是凌晨3～5点这个时间。这主要是由于：①气道的神经支配主要有交感神经和副交感神经（迷走神经）。在交感神经的作用下，气管舒张，通气增加，有利于运动，因此白天以交感神经的活动为主。而副交感神经的作用正相反，在夜间比较占优势。哮喘发作时，支气管收缩、痉挛，与迷走神经有关，在夜间时其兴奋性增高，容易出现支气管平滑肌收缩，腺体分泌和血管充血肿胀导致哮喘发作。②夜间，特别是凌晨，气温较低，哮喘患者气道反应性增高，容易受到冷空气的刺激而诱发哮喘。③夜间肾上腺皮质功能减退，血液中的肾上腺素分泌减少，随着糖皮质激素血浓度降低，β肾上腺素受体兴奋性也降低，可引起支气管哮喘的发作。④夜间关门闭户，室内空气循环差，尘螨等致敏原浓度较白天更高。⑤夜间平卧时，横膈膜抬高，呼吸运动幅度变小，容易出现气短。⑥如伴有鼻炎或鼻窦炎时，平卧位分泌物向下流入气管而诱发咳嗽，可引起支气管反射性痉挛，导致哮喘的发作。

55.医生说哮喘是气道炎症，是说气道发炎了吗？

我们知道，哮喘是一种慢性气道炎症性疾病，在这里，炎症是指疾病的病理生理过程而言，是一种炎症，与我们平常说的发炎了是两个不同的概念。一般情况下，我们平常说某个地方发炎了，如阑尾炎、胆囊炎、气管炎等，是指这个地方的感染。包括细菌、病毒、真菌及寄生虫等病原微生物引起的感染。而气道炎症是从病理生理机制方面来说，气道里面有炎症了，可以是感染引起的，也可以是非感染因素引起，如冷空气、香烟烟雾、化学毒物、放射性等。而哮喘的气道炎症，大多数情况与致敏原有关，这是一种非感染性炎症。也有一部分人与呼吸道感染有关，这部分人有感染性炎症的因素在。

56. 为什么支气管哮喘患者接触过敏原会导致哮喘发作？

这是因为当外界的致敏原如花粉、动物毛屑、尘螨等进入人体后，首先被人体内的巡逻队，一种抗原提呈细胞——树突细胞识别和处理，转换为生物信息，传递给肥大细胞、淋巴细胞、嗜酸粒细胞、中性粒细胞等炎症细胞，这些细胞活化后会释放出一系列的炎症因子，如组胺、嗜酸性粒细胞趋化因子等。这些因子一方面对进入人体的致敏原无害化处理，另一方面，他们还会引起相应的炎症反应。例如：组胺是一种强烈的收缩气道物质，能使气道痉挛而出现哮喘。嗜酸性粒细胞趋化因子等细胞因子还会使嗜酸性粒细胞等炎性细胞向激活的肥大细胞所处的气道聚集，引起局部的炎症反应，导致哮喘发作。

57. 引起哮喘最主要的致敏原是什么？

哮喘作为一种呼吸道过敏性疾病，最主要的致敏原是吸入性致敏原，这主要是指飘散在室内外空气中，随着呼吸进入人的呼吸道而引发过敏反应，包括花粉、尘螨、真菌，某些宠物（如狗、猫）的皮毛和排泄物，甚至各种昆虫的鳞毛、碎屑等。按其分布范围来分，可分为：室内变应原（包括室尘螨、动物变应原、蟑螂变应原和真菌）、室外变应原（花粉和真菌）和职业性致敏物质（职业性致敏物质多发生在一些特定的职业场所）。从哮喘防治的角度来说，室内致敏原与我们的日常生活密切相关，也是我们自己能够比较容易进行改变的。室外致敏原属于我们生存的外界大环境，往往不容易改变，或者是我们个人不能改变的。职业性致敏原与职业性哮喘有关。

58.我国常见的致敏花粉有哪些？

一般而言，引起过敏的花粉因人而异，因时、因地而异。在我国北方地区，致敏花粉的分布呈现两个高峰，3～4月份春季为树木花粉，包括：杨属、榆属、柳属、松属、柏属、枫杨属、构属、白桦属、槭属、榛属、银杏属、悬铃木属、胡桃属、桉属、桑属等等。8～9月份夏秋季以草本花粉为主，包括豚草属、蒿属、藜科等。近年来治理沙漠化广泛栽种沙蒿，虽然在治理沙化方面取得了显著成效，但是沙蒿花粉正成为一种新的致敏原而参与哮喘的发生。我国南方未开垦的地很少，因而杂草也较少，由它诱发的花粉症也少。在2～5月，春季花粉种类以松属、柏属、桉属、枫杨属为主，夏秋季比较少。

59.我感冒后怎么总是出现哮喘呢？

感冒俗称"伤风"，也叫上呼吸道感染，主要是由病毒、细菌、支原体、衣原体等病原微生物感染所致的上呼吸道（包括鼻、咽、喉）炎症。如疾病没有得到及时治疗，可能会进一步发展，出现气管炎、肺炎。上呼吸道感染时，特别是由病毒、支原体、衣原体等所致者更容易诱发哮喘，这主要是由于：①呼吸道病毒不仅可作为感染源，也可作为过敏原，诱发机体发生特异性变态反应，从而增加了炎症因子的释放和活化，引起气道平滑肌收缩，诱发哮喘。②上呼吸道感染时损害局部气道上皮，使得支配气道的迷走神经末梢暴露，气道反应性增加，从而诱发哮喘。因此，感冒常常会诱发或加重哮喘，从而影响哮喘的治疗效果。防治哮喘，需要尽量避免感冒。

60.食物会引起哮喘吗？

哮喘是一种变态反应性呼吸道炎症，常常与过敏有关。引起过敏的物质，也叫致敏原，很可能会引起哮喘发作，因此，如果是哮喘患者，一定要注意避免接触致敏原。日常生活中常见的过敏原有很多，食物作为最常见的过敏原之一，也可以引起哮喘发作。而且，引起哮喘发作的食物种类繁多。每个人由于自身条件不同，过敏的食物也不尽相同。如有些人对牛奶过敏，有些人对鸡蛋过敏，还有些人可能对花生过敏，在生活中需要自行摸索，如进食后出现皮疹、腹痛、腹泻、咳嗽、胸闷、甚至哮喘发作，提示很可能对这种食物过敏，需要尽量避免进食该食品。

61.精神紧张可以引起哮喘发作吗?

精神因素对哮喘发作的影响是毋庸置疑的。如有些学生在考试前，由于精神压力大，往往会出现哮喘发作。有些女孩子在月经期也可能出现哮喘发作。还有些人可能在生气、剧烈情绪波动后诱发哮喘大发作。但是精神因素的影响大多发生在哮喘控制不良、经常反复发作的患者身上。精神因素引发过敏性哮喘的机制尚不完全清楚，可能与神经中枢异常有关，有可能与精神紧张导致的迷走神经兴奋性增强有一定的关系。除了紧张、焦虑、激怒、抑郁或者过度兴奋等精神因素外，家庭与社会环境的某些不良刺激，例如家庭不和、父母离异、经济拮据、同事或者领导关系紧张、不良的饮食与生活习惯、简单粗暴的家庭教育等，都可以诱发或加重哮喘的发作。所以对于哮喘患者，特别是哮喘控制不良的患者要尽可能避免上述各类不良精神因素的刺激。必要时可在医生的指导下使用多虑平、丙咪嗪等抗抑郁药物治疗。

62.胃-食管反流与哮喘有关系吗?

胃-食管反流病是指胃内容物反流至食管引起的不适症状和/或并发症，部分患者反流物可到达咽喉部及口腔，引起食管外症状。典型症状有烧心、胸骨后烧灼感、反流。不典型症状有胸痛、上腹痛、上腹部烧灼感、嗳气等。还伴随食管外症状如咳嗽、咽喉症状、鼻窦炎、复发性中耳炎、哮喘和牙蚀症等。至于胃食管反流引起哮喘的原因，一种可能性是酸性反流物误吸后刺激、损伤气道，引起气道炎症，导致气道反应性增高，从而诱发或加重哮喘。另一种可能性是胃内容物倒流可能刺激迷走神经兴奋性增高，通过神经反射导致气道痉挛，诱发或加重哮喘。因此，哮喘患者，特别是哮喘控制不良的患者，需要注意有没有胃-食管反流的因素存在。

63.哮喘的症状有哪些?

哮喘是呼吸系统最常见慢性炎症性疾病之一，主要症状有喘息、气急、胸闷或胸紧、咳嗽等。一般情况下，这些症状可以自行缓解或用平喘药物治疗而缓解。其最典型的症状是反复发作的喘息、气急，使用听诊器可听见呼气时带有哮鸣音（一种类似于吹哨的声音），明显时不用听诊器也能听见。发作严重者可在短时间内出现呼吸困难和低氧血症，甚至呼吸衰竭、猝死。不典型症状有胸闷或胸紧、咳嗽等。哮喘发作前常有鼻塞、打喷嚏、眼睛痒等先兆症状。

64.如果我出现哪些情况需要怀疑哮喘？

如果我们在日常生活中出现了喘息、气短、咳嗽和胸闷胸紧等呼吸道症状，需要怀疑哮喘。当这些症状具有以下特征时，哮喘的可能性更大。①这几个症状常常合并而不是单独出现，如咳嗽和喘息、咳嗽和胸闷、喘息和胸闷等。②症状常在夜间或凌晨出现或加重，特别是夜间3～5点出现的咳嗽、喘息等。③每次发作时症状的持续时间、强度均不相同。④症状的发生常常有一个明显的诱发因素，如病毒感染（感冒）、运动、接触过敏原、天气变化、大笑，或闻到汽车尾气、烟雾，或其他有刺激性的气味等。出现以上情况，提示您患哮喘的可能性很大，需要及时去医院呼吸科就诊，接受检查。

65.出现喘息、憋气症状，是不是就一定是得了哮喘病？

出现喘息、憋气症状，不一定是得了哮喘。当支气管发生痉挛时就会出现喘息、气急或憋气。支气管痉挛虽然是哮喘的主要病理变化，但还可以由于气道炎症所引起，如支气管炎、肺炎、肺水肿等。发生上呼吸道感染，特别是病毒性感染后常常出现气道反应性增高，异常刺激可引起支气管痉挛而发生喘息症状，当感染痊愈后这些症状会逐渐消失。如果您家族中有哮喘患者，或您自己有过敏性疾病如荨麻疹、湿疹、过敏性鼻炎等，感冒时经常出现喘息、憋气，那么您得哮喘的可能性很大，需要去医院进一步检查，排除哮喘。

66.夜里入睡后突然因憋气而惊醒、出现呼吸困难、端坐呼吸是哮喘吗？

这种情况有可能是哮喘，但不一定全是哮喘。哮喘虽然有呼吸困难，而且常常在夜间，特别是凌晨3～5点发作和加重，但夜间出现的呼吸困难，甚至端坐呼吸不一定全是哮喘。除哮喘以外，还可能是急性左心功能衰竭，出现肺水肿。这种人往往有心脏病病史，如冠心病、高血压性心脏病、心肌病、风湿性心脏病等，病程比较长。发作的时候不仅有呼吸困难，端坐呼吸，还可以有粉红色泡沫痰，而哮喘是没有的。发作时检查，双肺不仅有呼气相哮鸣音，还可以听见湿啰音。除此以外，还有一种疾病，叫做声带功能障碍，发作一般也在夜间，出现呼吸困难、端坐呼吸。这种疾病是由于在吸气时声带矛盾性关闭而导致的大气道梗阻症状，是一种非器质性呼吸系统疾患，病因不明，可能与唾液刺激、胃食管反流、情绪激动等因素有关。主要表现为发作性喉鸣或喘息，易误诊为哮喘从而导致许多严重后果，发作时喉镜检查可明确诊断。

67.咳嗽久治不愈和哮喘有关吗？

咳嗽是呼吸系统疾病最常见的症状之一，是人体的一种正常保护性反应，它可将进入呼吸道的异物、细菌及痰液一起排出体外。但是长期或剧烈咳嗽可能会带来很多影响，甚至引起肋骨骨折、小便失禁等。引起咳嗽的原因很多，如上呼吸道感染，气管支气管炎、肺炎、肺结核、肺癌等，这些疾病往往诊断明确，能够很快得以控制。还有一些咳嗽，持续时间长，影像学检查一般无明显改变，治疗比较顽固，称为慢性咳嗽，其最常见的原因是咳嗽变异性哮喘，其次还有嗜酸粒细胞性支气管炎、胃食管反流、上气道咳嗽综合征等。因此，咳嗽久治不愈，可能与哮喘有关。特别是咳嗽伴有胸闷、喘息，常常在夜间或凌晨发生，异味刺激可诱发加重，一般止咳药治疗无效，这种咳嗽很可能是咳嗽变异性哮喘，需要进一步检查，明确诊断。

68.医生说我是咳嗽变异性哮喘，这是怎么回事？

咳嗽变异性哮喘是一种不典型哮喘，1972年美国学者Gluser首次报道了该病并命名为变异性哮喘，是指以慢性咳嗽为主要或唯一临床表现的一种特殊类型哮喘。GINA（全球哮喘防治创议）中明确认为咳嗽变异性哮喘是哮喘的一种形式，它的病理生理改变与典型哮喘完全一样，也是慢性气道炎症反应与气道高反应性。在支气管哮喘开始发病时，有5%～6%是以持续性咳嗽为主要症状的，多发生在夜间或凌晨，常为刺激性干咳嗽，临床上往往被误诊为支气管炎。发病年龄较典型哮喘为高，约有13%患者年龄大于50岁，中年女性较多见。而在儿童时期，咳嗽可能是哮喘的唯一症状，部分患者可发展为典型哮喘，因此，诊断为咳嗽变异性哮喘后需要和典型哮喘一样对待，积极治疗。

69.支气管哮喘的痰是什么样呢？

典型哮喘发作时主要表现为喘息，同时由于呼吸道产生大量分泌物，可出现痰栓。哮喘患者的咳嗽常常为刺激性的咳嗽，可咳出白色黏痰，有痰栓者可咳出胶冻状痰。合并细菌感染者，可出现黄脓痰，并伴有发热、头疼等感染症状，这时候需使用抗生素治疗，建议及时就医。如合并绿脓杆菌感染时出现灰绿色痰；军团菌感染时出现砖红色胶冻样痰；阿米巴感染时出现红褐色咖啡样痰；烟曲霉感染时出现棕色痰；白色念珠菌感染时出现乳白色拉丝样痰；肺组织发生破坏时常常咳出血性痰。

70.慢性支气管炎与支气管哮喘是一回事吗？

慢性支气管炎和哮喘是两个相对独立的疾病，各有自己的特点，但二者也有一定的联系。慢性支气管炎是指气管、支气管黏膜及其周围组织的慢性非特异性炎症，主要症状是咳嗽、咳痰，偶尔会有喘息。发病原因不清，可能与吸烟、环境污染、职业粉尘、化学物质、感染等因素有关，有些还可能与自主神经功能紊乱、气道反应性增高等因素有关。常常以冬春季节发病，持续可达3个月。而哮喘是一种以慢性气道炎症和气道高反应性为特征的异质性疾病，主要特征包括气道慢性炎症，气道对多种刺激因素呈现的高反应性，多变的可逆性气流受限，以及随病程延长而出现的一系列气道结构的改变，即气道重构。临床表现为反复发作的喘息、气急、胸闷或咳嗽等症状，常在夜间及凌晨发作或加重，多数病人可自行缓解或经治疗后缓解。慢性支气管炎的治疗一般以对症治疗为主，如有咳嗽可予以止咳药物，有咳痰，可予以祛痰药物，感染引起者可予以抗感染治疗等。而哮喘的治疗主要是抗炎治疗，如使用吸入性糖皮质激素等。喘息性支气管炎除了咳嗽咳痰以外也有喘息，现在一般认为就是支气管炎合并了哮喘。其治疗除了支气管炎的治疗外还需要联合哮喘的治疗。

71.哮喘发作时一定会出现哮鸣音吗？

哮鸣音是一种类似于吹哨的呼吸附加音，是哮喘发作时的典型表现。一般情况下哮喘发作时，医生用听诊器检查可以在双肺听到以呼气相为主的哮鸣音。但有些哮喘发作时并不出现哮鸣音，常见于以下几种情况：①轻度哮喘发作时，由于病情轻，气道痉挛的程度轻，没有缺氧，持续时间短，一般没有哮鸣音。②咳嗽变异性哮喘时主要表现为刺激性咳嗽，气道反应性增高，但痉挛程度也比较轻，所以也没有哮鸣音。③一些危重症的支气管哮喘发作时，也可能无哮鸣音。这是因为哮鸣音的出现是由气道痉挛，管径变窄，气流通过受阻及流速改变造成的。而危重哮喘患者的气道出现广泛的严重痉挛，甚至部分气道完全闭塞，此时极微量的气流不足以形成哮鸣音。相反，出现哮鸣音也不一定全是哮喘。任何可引起气道变窄的疾病均可出现哮鸣音，如气道异物、肿瘤、痰液、炎症等。因此，如呼吸时听见有哮鸣音，需要及时去医院进行专科检查，明确病因，以免延误病情。

72.哮喘如何分期?

哮喘患者根据病情可分为急性发作期、慢性持续期和临床缓解期。急性发作期是指喘息、气急、胸闷或咳嗽等症状突然发生或加重，伴有呼气流量降低，常因接触变应原等刺激物、感染或治疗不当如突然中断治疗等所致。慢性持续期：慢性持续期是指病人虽然没有哮喘急性发作，但在相当长的时间内仍有不同频度和不同程度的喘息、咳嗽、胸闷等症状，可伴有肺通气功能下降，可根据白天、夜间哮喘症状出现的频率和肺功能检查结果，将慢性持续期哮喘病情严重程度分为间歇性、轻度持续、中度持续和重度持续4级，但这种分级方法在日常工作中已少采用，主要用于临床研究。目前应用最为广泛的慢性持续期哮喘严重性评估方法为哮喘控制水平，这种评估方法包括目前临床控制评估和未来风险评估，临床控制又可分为良好控制、部分控制和未控制3个等级。临床缓解期指病人无喘息、气急、胸闷、咳嗽等症状，并维持1年以上。

73.哮喘发作时怎么分级?

哮喘急性发作时其程度轻重不一，病情加重可在数小时或数天内出现，偶尔可在数分钟内即危及生命，故应对病情作出正确评估并及时治疗。

急性发作时严重程度可分为轻度、中度、重度和危重4级。①轻度：自觉症状轻微，仅走路快时能感到气促，能平卧，能连续交谈，情绪平稳；呼吸增快，可听到呼气末哮鸣音；吸入支气管扩张剂后峰流速≥80%。②中度：自觉呼吸急促，活动后更明显，喜欢取坐位，交谈时用短语，情绪焦虑、烦躁；呼吸增快，可见三凹征，可听到较明显的哮鸣音，心跳加快；吸入支气管扩张剂后峰流速≥60%，动脉血气60～80 mmHg，$PCO_2 < 45$ mmHg。③重度：休息时即感明显呼吸困难，不能平卧，只能取前倾坐位，只能发单字音，情绪焦虑、

烦躁，大汗淋漓；呼吸明显增快，三凹征明显，可有紫绀，可听到广泛响亮的哮鸣音，心跳加快，可有奇脉（吸停脉）；吸入支气管扩张剂如万托林后最大呼气峰流速<60%，PO_2<60 mmHg，PCO_2>45 mmHg。④危重：出现嗜睡，甚至意识模糊；严重者甚至呼吸心跳停止。

74.如何按照哮喘控制水平对哮喘进行评估？

由于按照急性发作时严重程度分级比较复杂，不容易被临床医生所熟练掌握，因此在临床上常常按照哮喘控制水平进行分类评估。按照哮喘控制水平对哮喘进行评估，有利于尽早发现控制不良患者，及时调整治疗方案，提高哮喘控制水平。一般地，按照哮喘控制水平，把哮喘分为良好控制、部分控制和未控制三级。良好控制是过去四周中哮喘控制良好，不存在以下情况：①日间哮喘症状>2次/周；②夜间因哮喘憋醒；③使用缓解药物>2次/周；④哮喘引起的活动受限。如果有1~2项，就是部分控制；如果有3~4项，就是未控制。哮喘的治疗，力争达到良好控制或完全控制，这样，才能避免因反复发作而出现气道重塑，从而形成难治性哮喘。另外，只有哮喘达到完全控制，才能有效降低未来发作的风险。

75.哪些情况提示未来哮喘发作的风险比较高？

防治哮喘，不仅要及时控制症状，更重要的是预防其复发，哪些情况能够提示未来哮喘发作的风险比较高呢？最新研究证实，如果出现以下情况，常常提示哮喘未来发作的风险比较高：临床控制不佳、过去一年频繁出现急性发作、曾因严重哮喘而住院治疗、肺功能检查FEV1低、长期大量吸烟（包括二手烟）；高剂量药物治疗。因此，为了降低哮喘未来发作的风险，患者必须要戒烟，尽量避免接触引起哮喘的过敏原，坚持遵照医嘱用药，不能随意停药减药，争取达到理想的哮喘控制状态。

76.走路气喘是哮喘吗？

走路气喘，或者说活动后气短，有功能性的原因，如身体素质差，平时缺乏体育锻炼，稍微活动就气喘吁吁。也有器质性疾病引起的，这可能是呼吸系统疾病引起的，也可能是心血管疾病造成的。引起活动后气短的常见原因有：

①呼吸系统疾病，慢性支气管炎的常见症状是咳嗽、咳痰、喘息或者气急，通常将喘息症状明显的支气管炎称为喘息性支气管炎；支气管哮喘的典型症状是出现发作性的伴有哮鸣音的呼气性呼吸困难，可以反复发作、喘息、气急、胸闷或者咳嗽等症状；而肺部肿瘤除了典型的咳嗽、咳痰、咳血、发热、胸痛等症状以外，也可以出现气短或者喘息，甚至呼吸困难，主要是因为肿瘤向支气管内部生长或者转移到肺门淋巴结，导致肿大的淋巴结压迫肺组织和气管，或者是肿瘤引起部分气道阻塞造成的。②心血管疾病，对于患有冠心病，或者出现心衰的患者，都可能出现走路气喘；冠心病患者走路时出现气喘与活动后造成的心肌供血不足有关，心衰患者出现走路气喘与肺循环淤血有关。③其他，如贫血、甲状腺功能减退等。

77.我是哮喘患者，最近检查发现肺炎，这种情况严重吗？

感染是哮喘重要的诱发因素之一，哮喘合并肺炎时，不仅会加重支气管哮喘的症状，还可能会出现肺炎的症状，如发热、咳嗽、咳脓性痰、气短等症状，甚至出现呼吸衰竭、感染性休克等，危及生命。一般地，如果肺炎比较轻微，对哮喘的影响不大，在平喘治疗的基础上加用抗感染治疗即可，可在门诊治疗；如情况稍重，一般需要住院治疗，住院时间约7～10天。如肺炎情况比较重，出现重症肺炎时，可能会出现呼吸衰竭、感染性休克等危重症，需要紧急抢救治疗，大多需要住重症监护病房，住院时间在半月以上，花费也会明显增加。总之，哮喘患者合并肺炎后需要及时去医院进行检查评估，给予合理的治疗才能早日康复。

78.嗜酸粒细胞性支气管炎是什么？

嗜酸粒细胞性支气管炎（Eosinophilic bronchitis，EB）是慢性咳嗽的常见原因之一，是由嗜酸粒细胞支气管浸润所引起的一种慢性气道炎症，临床上主要表现为慢性刺激性干咳或清晨咳少许黏痰，痰嗜酸粒细胞（Eos）>0.03，肺功能正常，无气道高反应性的证据，最大呼气流量变异率正常，糖皮质激素治疗效果良好。它是引起慢性咳嗽的一个重要原因，大约占慢性咳嗽的10%～20%。

嗜酸粒细胞性支气管炎与吸入变应原及职业性接触化学试剂或化学制品有关，如氯胺、布西拉明、异氰酸盐、粉末、蘑菇孢子、橡胶手套、丙烯酸盐、环氧树脂硬化剂、焊接烟气、甲醛等。主要临床表现为慢性咳嗽8周以上，多为干咳或咳少许白黏痰，持续时间长短不一，无其他明显症状和体征。嗜酸粒细胞性支气管炎需与有慢性咳嗽症状的许多疾病相鉴别，如咳嗽变异性哮喘、慢性阻塞性肺疾病、慢性支气管炎、胃食管返流疾病，鼻后滴漏综合征、变应性咳嗽、支气管内膜结核、血管紧张素转换酶抑制剂诱发的咳嗽等；肺部寄生虫感染，如肺吸虫感染也可表现为慢性咳嗽。临床上通过详细地询问病史、全面查体、做胸部X线或CT，气道反应性测定，肺功能、心电图纤维支气管镜以及一些特殊的检查即可鉴别。

79.支气管哮喘为什么会出现呼吸困难?

支气管哮喘是一种慢性气道炎症性疾病，患者的气道反应性常常比正常人高，当受到刺激（如烟雾、冷空气、过敏原等）时，会引起气道出现过早过强的痉挛性收缩，气道直径变小，气体通过减少，导致身体缺氧；而缺氧后会刺激大脑呼吸中枢，使呼吸频率加快，平时不参与呼吸活动的辅助呼吸肌肉也发生收缩，如肋间内肌、肋间外肌等收缩，肋间隙、胸骨上窝、锁骨上窝等部位凹陷，出现临床上所谓的三凹征，病人主观上感受到气短，气不够用，发生呼吸困难。

80.哮喘持续状态是怎么回事?

哮喘持续状态指的是持续时间一般在12～24小时以上的严重的哮喘发作。哮喘持续状态并不是一个独立的哮喘类型，而是它的病生理改变比较严重，如果对其严重性估计不足或治疗措施不当，常有死亡的危险。常因吸入过敏原或受凉、感染等诱发，表现为极度呼吸困难，不能平卧，焦虑、烦躁不安，大汗淋漓，讲话断续，呼吸>30次/分钟，胸廓饱满，运动幅度下降，辅助呼吸肌参与工作（胸锁乳突肌、肋间内肌、肋间外肌等收缩，出现三凹征），心率>120次/分钟，常出现奇脉（>25 mmHg），可出现成人的呼气峰流速（PEF）低于本人最佳值的60%或<100 L/min，PaO_2<60 mmHg，$PaCO_2$>45 mmHg，血pH下降，X线胸片表现为肺充气过度，气胸或纵隔气肿，心电图可呈现出肺性P波，电轴右偏，窦性心动过速，病情更危重者出现嗜睡或意识模糊，胸腹呈矛盾运动（膈肌疲劳），哮鸣音可从明显变为消失。多数哮喘患者的肺功能是在几天内逐渐恶化的，但也有少数患者的哮喘急性发作病情演变迅速，在几分钟到数小时内即可出现呼吸、循环衰竭危象。发生这种情况后需要尽快使用支气管扩张药如沙丁胺醇气雾剂等，并及时就医，往往需要入住重症监护病房进行抢救治疗。

81.什么是重度哮喘?

　　我国2020年发布的哮喘防治指南中明确规定，重度哮喘是指在过去的一年中，需要使用全球哮喘防治创议（GINA）建议的第4级或第5级哮喘药物治疗，才能够维持控制或即使在上述治疗下仍表现为"未控制"的哮喘。重度哮喘分为以下2种情况：一种为第4级治疗能够维持控制，但降级治疗则会失去控制；另一种情况为第4级治疗不能维持控制，而需要采用第5级治疗。前一种情况称为单纯重度哮喘，后一种情况称为重度难治性哮喘（severe refractory asthma，SRA）。重度哮喘可分为以下几种临床类型：①早发过敏性哮喘；②晚发持续嗜酸粒细胞性哮喘；③频繁急性发作性哮喘；④持续气流受限性哮喘；⑤肥胖相关性哮喘等。

82.重度支气管哮喘未控制有哪些特征?

　　根据最新版全球哮喘防治创议，重度哮喘未控制的常见特征有：①症状控制差，ACT≤19，或哮喘控制问卷（Asthma control questionnale，ACQ）大于1.5，或符合GINA定义的未控制；②频繁急性发作，前一年需要2次或以上连续使用全身性激素（每次3天以上）；③严重急性发作，前一年至少1次住院、进入ICU或需要机械通气；④持续性气流受限，尽管给予充分的支气管舒张剂治疗，仍存在持续的气流受限（肺功能检查FEV1占预计值<80%，FEV1/FVC<正常值下限）；⑤高剂量吸入糖皮质激素或全身性激素（或其他生物制剂如奥马珠单抗、抗白介素4抗体、抗白介素5抗体等）可以维持控制，但只要激素减量哮喘就会加重。

83.重度支气管哮喘反复发作的原因是什么?

　　哮喘是一种异质性疾病，每个人发作的情况均不相同，有些人发作比较轻，也有些人发作可能非常重，这主要与个人体质有关。重度哮喘反复发作除了体质因素以外，通常是由于：①未规范化治疗或治疗不及时、不彻底，如医生没有按照哮喘防治指南制定治疗方案或虽然方案制定合理但病人没有坚持用药等，导致哮喘控制不良，经常反复并逐渐加重。②存在引起哮喘发作的诱发因素，如有些人已经明确知道哮喘是由于动物毛皮屑过敏引起，却不愿意舍弃豢养的小猫小狗等宠物；还有些人可能在治疗其他疾病时因药物过敏诱发严重的哮喘发作。③上呼吸道感染，感染是诱发哮喘发作的重要因素之一，有些人免疫功能较差，隔三差五经常感冒，一感冒就出现哮喘发作，甚至重度发作。④吸入技术未掌握或错误；目前哮喘治疗主要使用吸入性药物，如信必可、舒利迭等，这些药物均有固定装置，需要一定的吸入技术，如吸入技术未掌握或错误，则很难达到哮喘的良好控制，从而反复出现喘息。因此，为了避免出现重度哮喘反复发作，除了一个正确的治疗方案外，还需要注意避免接触过敏原，戒烟，戒酒，避免辣椒、油烟等刺激性物质接触，尽量脱离高粉尘工作环境等，遵医嘱长期规律服药，不能随意变动药物或停药。

84.哮喘如何诊断？

哮喘的诊断包括两方面的条件，第一是典型的临床症状和体征，这主要包括：①反复发作的喘息、气急，伴或不伴胸闷或咳嗽，夜间及晨间多发，常与接触变应原、冷空气、物理、化学性刺激以及上呼吸道感染、运动等有关；②发作时双肺可听到呼气相散在或弥漫性哮鸣音，呼气时间延长；③这些症状和体征可自行缓解或经适当的治疗后缓解。第二是可变性气流受限的客观指标：①支气管舒张试验阳性（吸入支气管舒张剂后，FEV1增加>12%且绝对值增加>200 ml）；②呼气流量峰值（PEF）平均每日昼夜变异率>10%或周变异率>20%（每日监测PEF 2次、至少2周）；③抗炎治疗4周后，肺功能显著改善（与基线值比较，FEV1增加>12%且绝对值增加>200 ml）；④运动激发试验阳性（与基线值比较，FEV1降低>10%且绝对值降低>200 ml）；⑤支气管激发试验阳性（使用标准剂量的乙酰甲胆碱或组织胺，FEV1降低≥20%）。如患者有上述典型症状，同时具备可变性气流受限的客观指标中任意一条，并除去其他疾病所引起喘息、气急、胸闷和咳嗽的疾病，即可诊断为哮喘。需要注意的是有些患者哮喘症状可能不典型，如仅有咳嗽或胸闷，甚至有些可能没有明显症状，仅表现为气道反应性增高，这部分人的诊断可能更依靠肺功能检查的结果。

85.咳嗽变异性哮喘如何诊断?

咳嗽变异性哮喘是指以慢性咳嗽为主要或唯一临床表现，而无喘息、气急或胸闷等症状的一种特殊类型哮喘。常在吸入刺激性气味、冷空气后诱发，多在夜间或凌晨发作。可通过临床症状及体征、实验室检查、肺功能检查、肺功能激发试验等明确诊断，其中激发试验是诊断咳嗽性哮喘的重要指标。由于咳嗽是呼吸系统最常见症状，因此，要诊断咳嗽变异性哮喘，必须要排除其他引起慢性咳嗽的原因，如慢性咽炎、支气管炎、肺结核等，除此以外，还应该注意排除嗜酸粒细胞性支气管炎、胃食管反流、上气道咳嗽综合征等。

86.怎么判断是不是过敏性哮喘?

过敏性哮喘是最常见的一种哮喘类型，起病比较早，儿童期起病，常常有过敏性疾病病史或家族史，如湿疹、过敏性鼻炎、食物或药物过敏等。判断是否为过敏性哮喘，首先需要有过敏史，如对某种食物、药物过敏，哮喘的发作常常是接触某种物质后发病，如吸入烟雾、花粉，接触猫、狗等宠物，进食某些食品如海鲜等。有些人可能是高过敏体质，过敏物质众多，根本说不清楚是哪种物质诱发哮喘。其次，要判断过敏性哮喘，可以通过过敏原皮试进行检查，也可检测血液中特异性IgE或总IgE，如果某种过敏原的特异性IgE升高，则为过敏性哮喘。

87.我因为哮喘去医院检查，怎么诊断为变应性支气管肺曲霉菌病?

变应性支气管肺曲霉菌病（Allergic bronchopulmeonary aspergillosis，ABPA）可以以哮喘为突出症状，而且比较难治，诊断哮喘需要与ABPA进行鉴别。ABPA是指对烟曲霉过敏者吸入曲霉孢子后发生过敏反应，从而诱发哮喘的情况，临床上主要表现包括咳嗽、喘鸣、咳血或其他的过敏症状，脓痰、发热、胸痛和咳出棕色痰栓是其急性期症状。痰液中有大量嗜酸粒细胞及曲霉菌丝，烟曲霉培养阳性。哮喘发作为其突出的临床表现，一般解痉平喘药难以奏效。外周血嗜酸性粒细胞增多，血清IgE>1000 U/mL，曲霉速发型皮肤反应阳性，血清烟曲霉IgE抗体阳性，血清曲霉特异性IgE阳性。胸片或CT显示中央性支气管扩张和一过性肺浸润。确诊变应性支气管肺曲霉菌病后需要注意休息，多饮水，清淡饮食，多吃富含维生素 B 和 C 的新鲜蔬菜和水果。治疗首选糖皮质激素，开始剂量 0.5 mg/（kg·d），2 周后改为隔日一次。疗程根据病情而定，一般需要治疗 3 个月或更长。其次，需要使用可以杀灭烟曲霉菌的药物，如伏立康唑、伊曲康唑等药物。还可以按照哮喘发作的情况选用吸入激素、吸入支气管扩张剂等药物。

88. 哮喘和肺小血管炎有什么关系？

肺小血管炎是一大类累及细小血管的炎症性病变。其中有一种叫做嗜酸粒细胞性肉芽肿性多血管炎（Eosinophilic granulomatosis with polyangiitis，EGPA），这种疾病也可以表现为哮喘，而且往往比较顽固，比较难治。因此诊断哮喘也需要排除 EGPA。这个病首先由 Churg 和 Strauss 两人进行了报道，主要表现为嗜酸粒细胞增高、坏死性血管炎、血管及血管外肉芽肿病，被称作 Churg-Strauss 综合征，后被更名为嗜酸粒细胞性肉芽肿性多血管炎。它的发展过程包括前驱期、哮喘与嗜酸粒细胞增多期、血管炎期三期。前驱期常见于 10～30 岁者，通常表现为过敏性鼻炎、慢性鼻窦炎、鼻息肉、浆液性中耳炎等五官科问题。哮喘与嗜酸粒细胞增多期主要表现为哮喘、外周血嗜酸性粒细胞增多、多器官嗜酸性粒细胞浸润，尤其是肺部和胃肠道。血管炎期常见于 20～50 岁，系统性中、小血管炎，常伴有血管及血管外肉芽肿病。超 90% 的病人有哮喘，年龄较大，往往需要较大剂量激素才能控制病情。70% 的患者可见其肺部异常，如肺部阴影伴嗜酸性粒细胞增多、胸腔积液（常为嗜酸性粒细胞性）、结节（极少出现空洞）和肺泡出血。因此，对所有治疗效果不满意的哮喘病人，特别是有嗜酸性粒细胞增多及其他肺部病变者，需要怀疑 EGPA。

89. 支气管哮喘与慢性阻塞性肺疾病如何鉴别？

慢性阻塞性肺疾病简称慢阻肺（Chronic obstructive pulmonary disease，COPD），与哮喘是呼吸系统疾病中最常见的两个疾病，二者临床表现相似，而且一部分病人可能两种疾病均有，因此要完全鉴别比较困难。二者的主要不同点在于：①发病年龄：COPD 多于中年后起病，哮喘则多在儿童或青少年期起病；②病史：COPD 多有长期大量吸烟史，而哮喘则多有过敏史；③诱发因素：COPD多为有害气体或微粒如烟雾等，而哮喘则常为过敏原；④主要症状：COPD以咳嗽、咳痰及活动后气短为主，哮喘则以喘息、胸闷为主，少数以刺激性咳嗽为主；⑤疾病特点：COPD症状缓慢进展，逐渐加重，哮喘症状起伏大，完全控制后哮喘症状可完全消失；⑥参与的炎症细胞：COPD参与的炎症细胞主要为中性粒细胞和CD8$^+$T淋巴细胞，少部分以嗜酸粒细胞为主，哮喘主要为嗜酸粒细胞和CD4$^+$T淋巴细胞、肥大细胞，少部分以中性粒细胞为主；⑦主要的炎症介质：COPD的主要炎症介质有白介素1、6和8（IL-1、IL-6和IL-8），哮喘的则主要为白介素3、4、5和13（IL-3、IL-4、IL-5和IL-13）；⑧肺功能检查：COPD主要表现为不完全可逆的气流受限，使用支气管舒张剂后一秒率（FEV1/FVC）小于70%，哮喘则表现为完全可逆的气流受限，支气管舒张试验或激发试验阳性；⑨治疗：COPD一般以支气管扩张剂为主，哮喘则以糖皮质激素为主；⑩预后：COPD预后较差，目前尚无药物能完全阻断其病程。哮喘预后相对较好，如治疗有效，则可完全恢复到正常状态。

但是支气管哮喘和慢性阻塞性肺疾病这两种疾病都属于阻塞性肺疾病，二者常常相互交织在一起，给临床诊断带来困难。支气管哮喘是一个可逆性的气道阻塞性疾病，慢性阻塞性肺疾病是一个不可逆性的气道阻塞性疾病，部分病程长、控制不良的哮喘患者由于发生气道重塑，气流受限不能完全逆转，从而具有慢阻肺的特征；而少数COPD患者也可以伴有气道高反应性，气流受限部分可逆，从而具有哮喘的特征。

90.喘气时有拉风箱的声音是怎么回事？

呼吸时有拉风箱的声音，很可能是由于气道痉挛或狭窄而引起的，这主要见于喘息性的支气管炎或者是支气管哮喘。在哮喘发作时，由于气道痉挛，气流通过变小的气道时会发出一种类似于吹哨或拉风箱的声音，也就是医生说的哮鸣音。这时候需要及时去医院呼吸科就诊，进行相关检查，如胸片、肺功能、血常规等，必要时还可检查过敏原。经过以上检查，大部分患者均能得到明确的诊断。哮喘一旦诊断后必须进行规范治疗。

91.支气管哮喘与心源性哮喘的区别是什么？

心源性哮喘发作时的症状与支气管哮喘非常相似，但其发病机制与病变本质则与支气管哮喘截然不同。心源性哮喘与支气管哮喘的主要区别如下：

①心源性哮喘：是由于各种原因如高血压、冠心病等引起的急性左心衰竭，出现急性肺水肿。临床上可表现为端坐呼吸、咳嗽、咳粉红色泡沫痰、喘息等症状，典型者常常在半夜发生阵发性呼吸困难。患者多有高血压、冠状动脉粥样硬化性心脏病、风心病二尖瓣狭窄等病史和体征，常咳出粉红色泡沫样痰，听诊时除了哮鸣音外还可听到双肺弥漫性中小水泡音，左心界扩大，心率增快，心尖部可闻及奔马律。

②支气管哮喘：可能有哮喘史或过敏史，多呈季节性。表现为反复发作的喘息、气急、胸闷或咳嗽，多与接触变应原、冷空气、理化刺激、病毒性上呼吸道感染、运动等有关。支气管哮喘发作时在双肺可闻及散在或弥漫性以呼气相为主的哮鸣音，呼气相延长，很少有双肺弥漫性中小水泡音；也无心脏病病史，体格检查时也没有心脏的阳性体征。

92.慢性咳嗽与哮喘的区别?

咳嗽是呼吸系统疾病最常见症状之一，慢性咳嗽一般是指咳嗽持续超过8周而在影像学上没有明显的肺部疾病者。引起慢性咳嗽的最常见原因为咳嗽变异性哮喘、上气道咳嗽综合征、嗜酸粒细胞性支气管炎和胃食管反流。其中咳嗽变异性哮喘主要表现为长期慢性咳嗽，常常误诊为慢性支气管炎、慢性咽炎等。其咳嗽的特点为刺激性呛咳，常因冷空气、异味（烟雾、油漆味、辣椒味等）诱发，一般发生于凌晨3～5点，咳嗽剧烈时部分可出现哮鸣音。怀疑为咳嗽变异性哮喘时需要及时去医院专科就诊，行肺功能激发试验，如激发阳性则可明确诊断。

93.我哮喘发作时怎么会出现排尿困难呢?

部分患者在哮喘急性发作时出现排尿困难，这种现象在西医上没有明确的解释，可能与神经调节紊乱或前列腺肥大有关。而中医认为肺与脾、肾、三焦、膀胱等脏器分司水液代谢，维持水道的通调。肺主气，为水道的上源，在肺气闭阻，肃降失职，影响其他脏器而气化失司的情况下，可出现喘促胸满、小便不利、浮肿等症状，治疗应先宣通肺气，肺气得宣，小便得利，排尿也就通畅了，所以形象地比喻为提壶揭盖，也就是用打开壶盖，放进空气，壶中的水才能从壶嘴畅快地流出来作比方。

94. 哮喘患者更容易得新冠或重症新冠肺炎吗?

2020年肆虐全球的新冠肺炎给人们带来了极大的恐慌,哮喘患者是不是更容易感染新冠肺炎或重症新冠肺炎呢? 根据2021版全球哮喘防治创议(GINA),与正常人相比,哮喘患者并没有增加患新冠肺炎或重症新冠肺炎的风险。也没有证据证实,控制良好的轻中度哮喘患者具有患新冠肺炎的高风险。因此,哮喘患者大可不必担心自己比别人更容易得新冠肺炎。

95. 哮喘患者是不是增加了新冠肺炎相关的死亡风险?

从全球新冠肺炎的流行情况来看,似乎更青睐老弱病残者,那么哮喘患者是不是会增加新冠肺炎相关的死亡风险呢? 总的来说,控制良好的哮喘患者并没有增加新冠肺炎相关性死亡的风险。然而,对于近期需要口服激素来控制哮喘或需要住院治疗的重症哮喘患者,则新冠肺炎相关性死亡的风险会增高。这也从另一个方面说明了哮喘控制达标的重要性。

96. 新冠流行期间哮喘是不是更容易出现急性发作?

我们知道,哮喘的发作常常与急性感染,特别是病毒感染有关,那么在新冠肺炎流行期间哮喘是不是更容易出现急性发作呢? 答案是否定的,在2020年新冠流行期间,许多国家哮喘急性发作及流感相关性疾病的发病不是增高了,反而是降低了,具体原因不清楚,但很可能与勤洗手、戴口罩、保持一定的社交距离等因素减少了呼吸道感染,包括流感等有关。但是,最新版的指南中还是建议在新冠流行期间,哮喘患者仍然需要继续坚持使用药物治疗,特别是吸入激素的治疗。

97. 哮喘患者是否可以接种新冠疫苗?

根据最新版全球哮喘防治创议,哮喘患者是可以接种新冠疫苗的。我国卫健委2021年3月发布的新冠疫苗接种指南指出,以下人群不宜接种:

①对疫苗的活性成分、任何一种非活性成分、生产工艺中使用的物质过敏者,或以前接种同类疫苗时出现过敏者;②既往发生过疫苗严重过敏反应者

（如急性过敏反应、血管神经性水肿、呼吸困难等）；③患有未控制的癫痫和其他严重神经系统疾病者（如横贯性脊髓炎、格林巴利综合征、脱髓鞘疾病等）；④正在发热者，或患急性疾病，或慢性疾病的急性发作期，或未控制的严重慢性病患者；⑤妊娠期妇女。根据新冠疫苗接种指南，哮喘只要不是急性发作期，或者控制比较好，病情稳定，是可以接种新冠疫苗的。

98. 哮喘患者可以接种流感疫苗吗？

哮喘的急性发作常常与病毒性感染有关，而接种流感疫苗能够有效地预防流感的发生，因此对于预防哮喘急性发作具有一定的作用。但如果对流感疫苗及其组分过敏者、或曾出现疫苗严重过敏反应者则需要小心。哮喘控制不良、仍处于急性发作期则需要在哮喘完全控制后接种疫苗。哮喘患者应该一年接种一次流感疫苗。如果要接种流感疫苗和新冠疫苗，二者之间应该间隔14天以上。

第三篇　检查篇

99.怀疑哮喘应做哪些常规检查?

　　住院后医院要做很多化验检查,如果我是个哮喘患者,有没有明确规定做哪些化验检查才是合适的呢? 其实,为了规范哮喘的诊治,防止过度检查及不合理检查,国家卫健委制定了哮喘的临床路径,具体规定了哮喘诊治中必须要做的化验检查有: ①三大常规,血常规、尿常规、粪常规检查;②生化检查,包括了肝肾功能、血糖、血脂、离子等项目;③血沉、C反应蛋白、D二聚体等炎症指标;④动脉血气分析;⑤感染性疾病筛查项目,梅毒、艾滋病、乙肝等;⑥胸片;⑦心电图;⑧肺功能检查。根据患者病情需要选做的检查有:①胸部CT;②心脏超声;③过敏原检测;④痰细菌学检查;⑤茶碱血药浓度监测。因此,在哮喘诊治中开具以上检查是合理的,除此以外,则需要说明原因。

100.我有哮喘,住院期间为什么要检查梅毒、艾滋病等传染病的检查项目呢?

　　哮喘患者进行梅毒、艾滋病等传染病项目的筛查,主要是为了:①对患者的保护,患者在医院可能要接受各种侵入性检查或操作,如抽血、穿刺、内镜检查、手术、输血输液等,而这些传染病都可以通过血液、接触等方式传播,因此,每位患者在医院均有被感染的可能;对筛查出的阳性患者加强管理,是防止医疗过程中交叉感染的必须要求,许多患者自身免疫功能低下,很容易受到新的感染;对阳性患者应进行必要的隔离管理,对已知阳性患者污染的物品与器械应高度重视,严格消毒灭菌;对一次性材料应严格消毒后交医疗垃圾回收,集中焚毁,减少避免院内院外的传染和传播。②对医务人员的保护,医务人员长期在医院工作，每日要进行穿刺、手术、输血输液等操作，可能会接触病人的血液、分泌物、排泄物等，有可能会被这些传染病患者所传染，及时发现和严密管理，才能有效保护医护人员的人身安全。③医院和公共卫生管理的需要，国家《传染病防治法》把传染病归为甲、乙、丙三大类共40种，其中乙肝、丙肝、梅毒、艾滋均属于乙类传染病，要求严格管理；从公共卫生的角度出发，"术前四项"是有必要的；我国乙肝病毒携带者一亿多，丙肝、艾滋、梅毒发病人数也在快速上升，这四个疾病的传播途径都是血液、母婴、性接触，又都能够在病人体内长期潜伏不发病，换句话说不做专门检查完全有可能发现不了，这会对个人健康和社会公共安全造成极大隐患。

因此，现在住院，不仅仅是哮喘，其他疾病都可能要做这几种常见传染病的筛查检查。

101. 我有哮喘，住院期间医生开具胸部CT检查是不是过度检查？

哮喘的临床路径规定了哮喘患者根据病情需要可选择性进行胸部CT检查。哮喘是一种广泛的支气管慢性炎症性疾病，除非重度哮喘发作时表现为过度充气外，哮喘患者肺部X线或CT检查通常无特殊表现，所以这两项检查对于哮喘的诊断并无特异性价值。但是影像学检查的价值在于观察肺部形态结构的变化，如明确肺内有没有合并肺炎、结核、支气管扩张等结构性肺病，特别是对于早期发现肺癌有着不可替代的作用。因此哮喘患者住院期间行胸部CT并不算是过度检查。

102. 我因为哮喘而住院，住院期间要求做全身检查，医生为什么不同意呢？

医生在医院的工作，除了受到诊疗指南的规范以外，还受到各级卫健委的领导和监督，国家为了规范医生的诊疗活动，制定了临床路径，要求医生在诊疗活动时必须遵守和执行。这一方面防止了过度检查和治疗，节约了医保金，保护了患者的权益，另一方面，临床路径也防止了小病大养等浪费医疗资源的现象。哮喘患者住院期间必须按照临床路径所规定的检查项目进行，与之不相关的检查视为不合理检查，医保方面是拒绝支付的，医生开出这种检查也是不合规范的；因此，医生会拒绝你的这种要求。

103.在医院什么检查可以确诊支气管哮喘？

根据我国哮喘防治指南中诊断标准的要求，肺功能检查可以帮助我们确诊哮喘。如果有典型的哮喘症状，如喘息、气急、咳嗽、胸闷等，通过医生的初步检查可以做出临床诊断，如果要确诊，还需要进行肺功能检查来提供气流受限可变性的客观指标。如支气管舒张试验阳性（吸入支气管舒张剂后，FEV1增加>12%且绝对值增加>200 ml）、呼气流量峰值（PEF）平均每日昼夜变异率>10%或周变异率＞20%（每日监测PEF 2次、至少2周）；支气管激发试验阳性（使用标准剂量的乙酰甲胆碱或组织胺，FEV1降低≥20%）。

104.什么是肺功能检查？

肺是主要的人体呼吸器官，其功能除呼吸功能外还有内分泌、免疫功能等，通常说的肺功能主要是指其呼吸功能。肺功能检查就是利用肺功能仪对人体肺功能做出评价与判断的检查方法。一般包括肺通气功能检查、肺容积检查、肺弥散功能检查、小气道功能评判、气道阻力测定、气道反应性检测及气流受限可逆性检测等。主要用于：①早期检出肺、呼吸道病变，如慢性支气管炎、肺气肿、支气管哮喘、间质性肺病等；②鉴别呼吸困难的原因，判断气道阻塞的部位；③评估肺部疾病的病情严重程度；④评估外科手术（特别是胸部手术）耐受力及术后发生并发症的可能性；⑤长期吸烟的人也应定期做肺功能检查，以观察肺功能受损的情况，督促患者下决心戒烟；⑥危重病人的监护等；⑦有助于明确慢性阻塞性肺疾病及哮喘等的严重程度，并依据疾病严重程度制定相应的治疗方案。

105.肺功能检查痛苦吗？检查前我应该注意些什么？

肺功能检查属于一种无创性检查，是比较安全、不会带来痛苦的。主要的检查方式就是要求患者配合医生的口令进行深吸气、呼气以及憋气一定的时间，一般不会带来很大的不适感。检查前应注意：①放松心情，注意配合医生口令进行吸气与呼气动作。②检查过程中，吸气与呼气均是通过嘴来完成，不习惯可在检查前进行适当的训练。③嘴巴与口器要包紧，避免漏气。④停用药物，如果哮喘还没有诊断，检查的目的是为了明确诊断，检查前需要停止用平喘药，短效药一般要停止8小时以上，长效药则需要停用24小时以上；如果哮喘已确诊，检查的目的主要是为了评判疗效，则检查前不需要停药，按照原来的治疗方案进行就可以。

106.肺功能检查有危险吗?

一般来说，肺功能检查是一种无创性检查，对病人没有任何危险。但是，由于肺功能检查时需要用力吸气和呼气，所以有巨大肺大泡的人可能会引起肺大泡破裂，形成气胸。严重的未控制的高血压患者，可能会引起血压进一步升高，发生脑出血等。急性心梗患者可能会诱发或加重心梗。咯血病人病情不稳定者可能会诱发大咯血。此外，肺功能激发试验要使用组织胺或乙酰胆碱，会诱发冠心病心梗或心绞痛的发作。因此，肺功能检查并不适合所有病人，需要严格掌握其适应证和禁忌证。

107.哪些人不能做肺功能检查?

肺功能检查并不是所有的人都适宜，它的绝对禁忌证是：①近3个月患心肌梗死、脑卒中、休克；②近4周严重心功能不全、严重心律失常、不稳定；③近4周大咯血；④癫痫发作需要药物治疗；⑤未控制的高血压病（收缩压＞200 mmHg，舒张压＞100 mmHg）；⑥主动脉瘤；⑦严重甲状腺功能亢进。相对禁忌证有：①心率＞120次/分；②气胸、巨大肺大疱且不准备手术治疗者；③孕妇；④鼓膜穿孔（需先堵塞患者耳道后测定）；⑤近4周呼吸道感染；⑥免疫力低下易受感染者；⑦其他：呼吸道传染性疾病（如结核病、流感等）。

108.我是哮喘病人，为什么要做肺功能检查?

肺功能检查是哮喘病人必不可少的检查项目之一。哮喘病人进行肺功能检查，一方面用于诊断，在哮喘尚未确诊时，行肺功能检查有助于哮喘的诊断，肺功能检查是诊断哮喘的必备条件；另一方面，哮喘诊断后，行肺功能检查主要是为了判断病情严重程度，评价药物治疗效果，如果治疗后肺功能检查仍然不正常，则可能是治疗药物力度不足。此外，行肺功能检查还有助于调整药物治疗方案，达到理想的治疗效果。

109. 我每次复查时，医生都要给我开肺功能检查，是过度检查吗？

哮喘诊断后，肺功能检查主要是为了评判病情的稳定与否，治疗情况是否达到最佳效果。因此哮喘复诊时医生开具肺功能检查不属于过度检查。肺功能检查是慢性气道呼吸疾病诊断的金标准，但是由于条件所限，我国很多基层医院没有开展或很少开展该项检查。钟南山院士曾经呼吁，希望能尽早搭建全国性慢阻肺规范化诊治与适宜诊疗技术普及推广平台建设，像量血压一样检查肺功能，并制定肺功能检查技术规范和国家行业标准。

110. 肺功能检查结果中支气管舒张试验阳性是什么意思？

支气管舒张试验是通过测定患者吸入支气管扩张剂前后第一秒用力呼出气容积（FEV1）的变化来判断气流受限的可逆性，临床上主要用于诊断支气管哮喘。对于FEV1<70%预计值的患者，当临床上怀疑哮喘时，可进行舒张实验。该项试验适用于急性或慢性支气管炎、支气管哮喘及慢性阻塞性肺疾病的诊断。

如果你没有诊断哮喘而舒张试验阳性，提示你可能是哮喘患者，再结合你的临床症状、过敏史、家族史等，可以确诊哮喘。如果你是一个正在治疗的哮喘患者，舒张阳性提示你的治疗力度不足，需要调整治疗方案，加强治疗力度。或提示你的治疗过程中还存在其他影响疗效的因素，如过敏原持续刺激、合并过敏性鼻炎、药物吸入方法不正确等，需要及时就医，在医生的指导下寻找原因，调整治疗。

111. 什么是支气管激发试验？

支气管激发试验是以某种化学、物理或生物的刺激，使支气管平滑肌收缩，再行肺功能检查，以判定支气管狭窄的程度，从而用于测定气道高反应性（AHR）的一种方法。根据激发剂的不同，常用的激发试验可分为药物试验、运动试验、蒸馏水或高渗盐水激发试验、特异性支气管激发试验等。临床常用药物有组织胺、乙酰甲胆碱等。气道反应性增高是支气管哮喘的重要特征之一，是气道炎症的间接反映。气道反应性越高，哮喘的可能性越大。但气道反应性增高并不全是哮喘所致，因此，支气管激发试验阳性并不都是哮喘，而支气管激发试验阴性也并不能够完全排除哮喘。近年来由于使用激发试验的药物副作用，支气管激发试验在全国范围内受到限制。

112.什么是峰流速仪？

　　峰流速仪简称峰速仪，是一种简便的肺功能测试装置，可用来评价和监测哮喘严重程度和控制水平。哮喘患者每天定时测定自己的峰流速（PEF），记录哮喘日记或绘成图表，可以掌握哮喘发作规律，并根据峰流速的变化调整用药，可明显减少急性发作的次数，减轻发作程度。尤其是在病情早期恶化时，患者自己很难觉察到，如果将峰流速记录告诉医生，就能够更好地了解病情变化。

113.峰流速仪能代替肺功能检查吗？

　　峰流速仪是一种简易的肺功能检查装置，只能用于检查呼气峰流速（PEF），与肺功能检查相比，主要是使用简单方便，可以居家使用，无需复杂技术。而肺功能是全面测试肺功能的，包括大小气道及PEF，肺容积、弥散等，可以根据需要选择其中一项或几项。肺功能检查需要大型的肺功能仪，一般需要在医院，在专业人士的操作下进行，检查比较费时，花费较大。但结果可靠，信息量大。就单一峰流速来说，峰速仪也不能代替肺功能检查。不同的峰速仪，测出的数据差异性很大，因此，使用峰速仪监测峰流速变化情况时只能是同一个人使用同一个峰速仪，观察不同时间峰流速的变化情况，不能和其他人比较，也不能和其他仪器所得数据进行比较。

114.怎样使用呼气峰流速仪？

　　峰流速仪的使用方法：①将一次性口器的略粗的一头，与峰速仪圆口接口部套紧；②将峰速仪的红色游标指针轻轻拨到标尺的最低处；③站起来，张开嘴，尽量吸足气，然后将嘴唇包住口器，注意嘴唇四周不要漏气，然后在最短的时间内，用力将气一下子呼尽；④这时记录红色游标所指的刻度处的数值；⑤如此重复以上步骤2次，每次记下

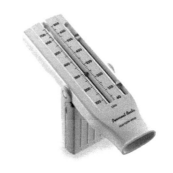

数字，共3次；⑥将3次所测最高值记录下来做为最终的最大呼气流速值，与测试的日期、时间，一起记录在记录表中；⑦每次测定完毕后将峰速仪清洁并妥善保管，以备下次再用。

峰速仪的正常参考值为：

15岁以上成年人峰流速（L/min）正常参考值（男性）			
年龄（岁）	身高（cm）		
	150	160	170	180
15	475	487	498	510
20	514	526	538	550
25	539	551	563	575
30	551	564	566	587
35	552	564	575	587
40	542	554	566	578
45	524	536	548	560
50	499	511	523	535
55	469	481	492	504
60	434	446	458	470
65	397	409	421	533
70	359	371	383	395
75	322	334	345	357

15岁以上成年人峰流速（L/min）正常参考值（女性）			
年龄（岁）	身高（cm）		
	140	150	160	170
15	394	401	407	414
20	395	401	408	415
25	393	400	407	414
30	390	396	407	410
35	384	390	397	404
40	375	382	389	396
45	365	371	378	385

续表

15岁以上成年人峰流速(L/min)正常参考值(女性)				
年龄(岁)	身高(cm)			
	140	150	160	170
50	352	359	365	372
55	337	343	350	357
60	319	326	333	320
65	299	306	313	320
70	277	284	291	298
75	253	260	266	273

115.如何计算PEF的变异率？

呼气峰流速的数值，每天在不同的时间测得的结果是不一样的，为了更加准确地诊治疾病，还有"呼气峰流速日内变异率"和"呼气峰流速周内变异率"，即指定时间内（如24小时或1周内）PEF在各时间点的变化程度。

PEF日内变异率=（晚上PEF—晨间PEF）/全天PEF平均值×100%。全天PEF平均值=（晚上PEF＋晨间PEF）/2。

PEF昼夜波动率=（日内最高值—日内最低值）/一至二周内PEF平均值×100%。

如果PEF日内变异率或昼夜波动率≥20%，提示哮喘控制不良或病情即将再次加重，需要及时去医院就诊，调整治疗。

个人最佳值：在完全控制哮喘两周以上，没有任何哮喘症状，病人自我感觉良好的情况下，认真测量两周所得到的最高PEF值。

个人预计值：相应性别、年龄段及身高条件下应吹得的峰流速值，是个人应达到的理想状态。

116.呼气峰流速可以判断哮喘严重程度吗？

呼气峰流速在一定程度上能够反应哮喘的严重程度。PEF值越低，提示肺功能受损越严重，哮喘的病情越重，相反，如果PEF值越高，提示哮喘的病情越轻。在治疗中，如果PEF值越低，说明治疗方案不合理，药物力度不够。另外，如果PEF日内变异率或昼夜波动率≥20%，常常提示哮喘控制不良或病情即将再次加重，需要及时去医院就诊，调整治疗。

117. 我是哮喘患者，住院期间为什么要进行痰培养检查？

痰是一种重要的呼吸道病理产物，根据痰液的性状可以大致判断肺部病变情况。如黄脓痰一般提示呼吸道细菌感染；铁锈色痰提示肺炎球菌肺炎；粉红色泡沫痰常常提示肺水肿等。哮喘发作除了过敏原以外还与呼吸道感染有关，行痰细菌学检查有助于明确引起本次感染的致病菌，对于合理选择有效抗生素、避免抗生素滥用有重要意义。我国哮喘临床路径也规定可以根据病情需要选择痰细菌学检查，这主要包括痰菌涂片和痰培养。痰菌涂片简单直观，能够迅速出结果，但由于口腔定植菌比较多，临床价值有限。痰培养耗时比较长，对痰标本有严格的要求，能够对培养出的细菌进行药敏试验，有助于选择敏感抗生素。但由于口痰标本容易受到口咽部定植菌的污染而影响其应用价值，一般认为，如果两次痰培养为同一种细菌，则由该细菌所致感染的可能性较大。采用环甲膜穿刺取痰或经支气管镜检查取痰标本能够避免口咽部定植菌的污染，提高阳性率。

118. 我的痰液检查为什么说标本不合格呢？

口痰在留取标本时不可避免地要受到口咽部定植菌的污染，如果留取不正确，则污染的可能性更大，通常进行细菌培养的痰标本要求最好为下呼吸道的痰。一般地，一份合格的痰标本应该符合：显微镜下每个低倍视野中≤10个鳞状上皮细胞，同时满足每个低倍视野≥25个白细胞，若可见各个数量级的柱状上皮细胞均可以肯定该标本是下呼吸道来源的炎性分泌物。为了留取到一份合格的痰标本，需要注意：①留取时，应在抗生素使用前留取；②留取方法，用于细菌学检查的痰标本建议留取晨痰，即清晨第一口痰，在留取之前用清水漱口以尽量减少口腔细菌的污染，然后尽力咳嗽，咳出深部痰液，对于深咳困难的病人，家属或医护人员可轻拍病人后背，帮助咳痰；③送检时间，应在痰标本留取后1～2小时内送检，因为室温下久放会降低肺炎链球菌等细菌的分离率。

119.我住院期间为什么要行诱导痰检查呢?

诱导痰检查是通过雾化吸入高渗盐水,刺激气道痰液生成,并进一步分析痰液中细胞成分和上清液中可溶性介质,以研究哮喘气道炎症性质及程度的非侵袭性方法,目前主要用于哮喘的气道炎症机制的研究,但对气道疾病的诊断和鉴别诊断,药物疗效观察及其机制探讨,也有非常重要的意义。它适用于哮喘与其他呼吸道疾病的鉴别诊断,了解哮喘患者及其他呼吸系统疾病气道炎症的特点,研究气道炎症性疾病加重的原因,预期糖皮质激素的疗效,评价药物对气道炎症的作用等。因此,您如果是因为哮喘而住院,那么行诱导痰检查对于明确诊断、评判哮喘严重程度、预判糖皮质激素疗效等是很有价值的。

120.哪些人不适合行诱导痰检查?

诱导痰检查虽然无创伤性,但也不是所有人都适合。其主要禁忌证有:① 第一秒用力呼气容积(FEV1)<1 L的任何患者;②近期大咯血;③下列病症患者:哮喘中重度急性发作(加重)、急性或慢性呼吸衰竭、气胸或纵隔气肿、各种原因引起的大量胸腔积液或心包积液、严重心功能不全者;④活动性肺结核。因此,有以上病证的人不适宜行诱导痰检查。

121.什么是动脉血气分析?我为什么要做血气分析呢?

动脉血气分析是指利用血气分析仪对动脉血中 H^+ 浓度和溶解在血液中的气体(主要指 CO_2、O_2)进行检测分析的技术过程,能直接反映肺换气功能及其酸碱平衡状态,是判断机体是否存在酸碱平衡失调以及缺氧和缺氧程度的可靠指标。目前,动脉血气分析在临床各科低氧血症和酸碱失衡的诊断、救治中,已经成为了必不可少的检验项目。其主要的临床意义有:①评价有没有酸碱平衡紊乱并能够判断是何种酸碱平衡紊乱,特别是对于危重症患者的抢救治疗具有重要的指导意义;②判断有没有电解质紊乱,动脉血气分析中包含有钾离子、钠离子、氯离子等,能够判断有没有发生电解质失衡;③评价是否发生呼吸衰竭,及判断发生了何种类型的呼吸衰竭,哮喘患者在发作时常常会出现缺氧、呼吸衰竭。因此行动脉血气分析是很有必要的,这对于评判哮喘的病情严重程度、指导治疗具有重要意义。

122.血气分析为什么不抽静脉血呢？

做血气分析的目的是为了评价机体是否发生了缺氧或呼吸衰竭，而静脉血则是经过组织消耗氧后返回心脏的血液，其中氧气已经组织消耗而降低，不能正确反映出缺氧状态，因此一般不做静脉血气分析。然而，有时候由于操作失误，可能会抽取静脉血行血气分析，那么动静脉血气分析有什么差别呢？一般地，静脉血的 PO_2 降低明显，pH值与动脉血相近，PCO_2 比动脉血略高（4～5 mmHg左右）。

123.有没有静脉血气分析的正常参考值？

静脉血气分析值的参数：①静脉 PO_2 正常值为 40 ± 3 mmHg，如果混合静脉 PO_2 低于 28 mmHg，常伴有乳酸性酸中毒，提示组织灌注不足，临床上常用 28 mmHg 作为临床值；②静脉正常 PCO_2 值为 40～50 mmHg，与动脉 PCO_2 差异不大，但在心排血量降低等情况下其结果不同；③静脉 pH 正常值为 7.35～7.45，与动脉 pH 差异不大，只有病人动脉血呈低碳酸血症、呼吸性碱中毒，静脉血会呈高碳酸血症、呼吸性酸中毒，这时动脉与混合静脉血的 pH 的相差增大；④静脉血氧饱和度正常值为 65%～75%。

124.抽血气时如何判断是动脉血还是静脉血？

动脉血气分析一般要求抽动脉血，但偶尔也可能抽出静脉血，如何判断抽取的是动脉血还是静脉血呢？这主要有两种方法可以参考：①从外观上区分，动脉血颜色较鲜红，且随脉搏搏动可见注射器内液面搏动；但当病人外周循环较差时搏动不明显，严重缺氧时动脉血颜色也较深，就比较难区分了；因此不适合重度缺氧或循环衰竭的患者。②监测血氧饱和度，危重病人一般都有心电监测和无创氧饱和度监测（SPO_2），记录抽血气时的无创氧饱和度数值，再与血气检验结果中的血氧饱和度相比较，相差 5% 以内的视为所抽血为动脉血。

125.什么是嗜酸粒细胞？为什么我的血液中嗜酸粒细胞会增多呢？

人体中正常成熟的白细胞根据形态差异可分为颗粒和无颗粒两大类。颗粒白细胞（粒细胞）中含有特殊染色颗粒，用瑞氏染料染色可分辨出三种颗粒白细胞即中性粒细胞、嗜酸性粒细胞和嗜碱性粒细胞；无颗粒白细胞包括单核细胞和淋巴细胞。嗜酸性粒细胞具有粗大的嗜酸性颗粒，颗粒内含有过氧化物酶和酸性磷酸酶。嗜酸性粒细胞具有杀伤细菌、寄生虫的功能，主要参与人体免疫反应和过敏反应。血液中嗜酸粒细胞增多主要见于：①变态反应性疾病，如支气管哮喘、荨麻疹、药物过敏、过敏性紫癜等；②寄生虫感染如血吸虫病、蛔虫病、钩虫病等；③某些皮肤病如湿疹、剥脱性皮炎、天疱疮、银屑病等；④某些血液病如慢性粒细胞白血病、多发性骨髓瘤、嗜酸粒细胞白血病、淋巴瘤、嗜酸性粒细胞肉芽肿等；⑤某些恶性肿瘤，某些上皮系肿瘤如肺癌等；⑥某些传染病如猩红热等；⑦其他，如风湿性疾病、脑腺垂体功能减低症、肾上腺皮质功能减低症、过敏性间质性肾炎等。哮喘是一种慢性气道炎症性疾病，嗜酸粒细胞在哮喘的发生发展中起着重要作用，因此，哮喘患者血液检查中常有嗜酸粒细胞增多。如果你的嗜酸粒细胞检测升高，提示你的哮喘可能与过敏关系比较大，而且使用糖皮质激素效果比较好。

126.支气管哮喘的免疫学检查有哪些？有什么意义？

外周血变应原特异性IgE检测：增高时结合病史有助于过敏性哮喘的病因诊断。

血清总IgE测定：对哮喘诊断价值不大，但其增高的程度可作为重症哮喘使用抗IgE抗体治疗及调整剂量的依据。

体内变应原试验：包括皮肤变应原试验和吸入变应原试验。皮肤变应原测试需根据病史和患者生活环境中可能接触到的变应原进行检测，通过用含有变应原的溶液进行皮肤点刺的方法进行检测，如果皮试阳性提示患者对于该种变应原过敏。患者可以同时对多种变应原进行检测。吸入变应原测试是用以验证变应原吸入引起的哮喘发作，但由于吸入变应原不容易获取而被患者吸入，并且吸入性变应原有可能诱发严重的哮喘发作，容易对患者造成危险性，目前临床上较少应用。

自身抗体的检测：ANCA阳性有助于血管炎的诊断，可以和哮喘进行鉴别。

127. 哮喘患者检测血清特异性IgE抗体有何意义？

　　当患者接触到某种特定的变应原（如花粉，螨虫等）后，机体会针对这种变应原产生特异性的IgE抗体。当患者再次接触该变应原时，机体就能通过这种抗体引起气道炎症，诱发哮喘。所以特异性IgE检测是寻找和确定患者对何种变应原过敏的最可靠方法。这种方法操作简单，安全，特异性高，基本上不受外界干扰。根据检测结果，可以有意识地去避免这种过敏原，或进行特异性免疫治疗。

128. 哮喘患者进行过敏原筛查有意义吗？

　　过敏原筛查是一项临床广泛应用的确定过敏性哮喘、过敏性鼻炎等变态反应疾病病因的临床试验。查明与患者发病有关的某个具体过敏原种类，有助于哮喘的预防和治疗。有一些过敏原（例如食物、药物、动物皮屑或某些局部地区的花粉过敏原等）是可以避免的，另有一些过敏原（例如尘螨、花粉、蜂毒等）则可进行特异性免疫治疗（又称为脱敏或减敏治疗）。因此哮喘患者行过敏原筛查是有意义的，特别对于难治性哮喘或顽固性哮喘患者。我国哮喘诊治临床路径也规定了哮喘患者可以根据病情选择性进行过敏原检查。

129. 什么是呼出气一氧化氮检测？

　　呼出一氧化氮检测是通过呼出气一氧化氮检测仪测定呼出气中一氧化氮含量的检测方法，具有安全、无创、定量、快捷等优点。呼出气中一氧化氮产生于呼吸道上皮细胞，主要来源于气道上皮细胞，由NO合成酶合成，在排除了鼻部的NO的影响后，呼吸道中的NO主要来源于下呼吸道。气道炎症患者在炎症细胞因子的刺激下，气道上皮细胞中诱导型NO合成酶表达增高，从而使一氧化氮的产生增加。而NO合成酶在健康人中很少表达。因此，呼出气一氧化氮（Fractional exhaled nitric oxide，FeNO）水平可以作为气道炎症的标志反映气道炎症严重程度。

130. 哮喘患者为什么要检测呼出气一氧化氮？

　　哮喘是一种慢性气道炎症性疾病，嗜酸粒细胞在哮喘的发生发展中起着重要作用。呼出气一氧化氮作为一种炎症标志物，能够比较准确地反映气道炎症的程度。哮喘患者检测呼出气一氧化氮，具有重要的作用：①可以用于诊断支气管哮喘，由于支气管激发试验目前在全国范围内使用受到限制，呼出气一氧化氮检测从侧面可以反映气道炎症的情况，特别是嗜酸粒细胞性炎症，因此，一定程度上可用呼出气一氧化氮检测来替代激发试验；②评估支气管哮喘病情的控制水平，呼出气一氧化氮水平反映了气道炎症的程度，因此可用于评估哮喘的控制水平；③预测支气管哮喘的病情恶化，呼出气一氧化氮常在其他参数，如肺功能及嗜酸性粒细胞计数发生改变之前出现改变，因此可作为支气管哮喘病情变化的警示指标；④可以评估患者对糖皮质激素的治疗效果。

131.呼出气一氧化氮检测与哮喘的关系究竟如何呢？

呼出气一氧化氮（FeNO）检测对于哮喘的确诊或排除诊断还不能完全确定。FeNO 在 2 型细胞因子为主介导的气道炎症中升高明显，但是在某些非哮喘状况也可以出现升高，如嗜酸粒细胞性支气管炎、过敏性鼻炎、花粉症、特应质等，在有些哮喘患者中并不升高，如中性粒细胞为主性哮喘，甚至在吸烟者、支气管收缩时、过敏反应的早期可能会降低，呼吸道病毒感染时可能会降低或升高。正是由于这些原因，降低了 FeNO 在哮喘中的应用。

132.呼出气一氧化氮检测能代替激发试验吗？

呼出气一氧化氮检测并不能完全代替激发试验。有研究证实，在激发试验阳性患者中 FeNO 数值较高；但是 FeNO ≥ 50 ppb 对于预测激发试验阳性的敏感性仅为 12%，特异性为 89%。因此，FeNO 升高并不等于激发试验一定阳性。还有人对 575 例疑似哮喘的患者进行观察，发现激发阳性者 32.3%，FeNO ≥ 50 ppb 占 27%；哮喘患者中特应质占 86.6%，FeNO ≥ 50 ppb 的哮喘患者中占 90.4%。这些数字说明，FeNO 数值越高，哮喘的可能性越大，但其并不能完全代替支气管激发试验的作用。

第四篇　治疗篇

第一部分　治疗方法

133.什么是吸入给药?

　　吸入给药和口服、静脉给药一样都是药物进入人体的方式。吸入疗法是应用特制的气溶胶发生装置（如雾化器）将药物（溶液或粉末）雾化成气溶胶的液体微滴或者固体微粒，随着自然呼吸动作直接将药物吸入呼吸道，沉降于下气道或肺泡，从而达到治疗的目的。由于肺的表面积非常大，血流丰富，而肺泡壁结构较薄，故药物极易吸收。优点是吸收快、免去首过效应，特别是呼吸道疾病，可直接局部给药使药物达到病变部位而发挥作用。因此，吸入给药广泛用于呼吸系统疾病，如哮喘、慢阻肺等。主要缺点是药物剂量难于掌控，一般需要特殊的装置及一定的吸入技术。

134.我是哮喘患者，医生为什么要给我采用吸入疗法呢?

　　支气管哮喘的治疗常常采用吸入疗法，这主要是因为吸入疗法与常规给药方法相比具有以下优点：①起效快，吸入药物直接作用于气道局部，不经过肝脏代谢和血液循环，提高了药物的生物利用度，而且起效迅速；如β_2受体激动剂气雾剂吸入后3～5分钟即可发挥扩张支气管的作用，从而快速缓解哮喘症状。②不良反应少，吸入药物剂量小，仅为口服药物剂量的1/20～1/10，故药物引起的全身性不良反应明显少于口服给药，如吸入性糖皮质激素在推荐剂量内很少出现口服激素引起的全身性不良反应（如满月脸、水牛背、高血糖、高血压和骨质疏松等）；吸入药物无需经过胃肠道，不受胃酸和消化酶的作用，既保证了药效又避免了消化道刺激症状；吸入药物无需肝、肾代谢，因此降低了药物对肝肾的损害。③局部作用，药物在呼吸道局部起作用，可起到稀释痰液、抗炎和缓解支气管痉挛的作用，有效抑制炎症进展。④安全方便，适合各年龄段患者。因此，诸如慢阻肺和哮喘之类的呼吸道疾病常常采用吸入给药的方法。

135.常用的吸入方法有哪些？

常用的吸入方法有雾化吸入、定量吸入、干粉吸入。每种方法均有其优缺点，适宜于不同人群，选择时需要根据不同疾病、年龄大小、身体状况、治疗环境及药物可及性等具体情况而定。就哮喘而言，哮喘急性发作时可选用定量吸入装置如沙丁胺醇气雾剂，哮喘缓解期可选用信必可、舒利迭等药物装置。

136.哪种装置是最理想的吸入装置？

理想的吸入装置需要具备以下特点：①在不同吸入流速下，剂量输出到肺部的稳定性高，不因流速的不同而不同；②生成的粒子直径小（2～5微米），容易沉积于下呼吸道；③不需要复杂的操作，容易被不同年龄段的人群使用；④装置体积小，便于携带；⑤能够用于不同剂量的药物；⑦经济实惠，能够为广大群众所接受；⑧计数方便，便于了解药物使用进度及剩余药量。从目前情况来看，还没有一种完全理想的吸入装置应用于临床。

137.MDI是什么？

MDI是定量吸入器（Metered dose inhaler，MDI）的英文缩写，是目前应用最广泛的吸入技术，MDI筒内含有加压混合物，包括抛射剂（主要是氟利昂CFC，HFA134a）、表面活性剂（减少颗粒聚集）和药物（仅占总量的1%）等。筒内压力为300～500 kPa，阀门开放时混合物定量地射出，初始速度超过30 m/s，距喷口10 cm处雾粒直径为1.4～4.3 μm，每次约有80%的药物撞击并沉积于口腔部，仅有10%～20%到达肺内的作用部位，因此药物利用度比较低。常见的有舒喘灵、万托林喷雾剂，它们在COPD中的作用为迅速扩张气道，解除气道痉挛，3～5分钟起效，维持3～4小时，每次2～4喷，每天4～6次或按需使用，常见不良反应有头痛、手抖、精神紧张、心悸、血压升高、脸色潮红等，严重者可有全身发抖，持续时间短，可自行缓解，无需紧张，可以停药观察。如出现难以忍受的副作用，可以及时就医，进行适当药物治疗。

138.如何使用MDI？

目前使用压力MDI装置的药物主要有万托林气雾剂、爱全乐气雾剂、必可酮气雾剂、喘康速气雾剂、辅舒酮气雾剂、普米克气雾剂等。这些药物使用时应按以下步骤：①拧开保护盖，轻轻晃动装置，使药物摇匀，并深呼气；②然后手持气雾剂，嘴唇合拢咬住喷嘴；③尽量深吸气，同时按动气雾剂的底部，释放一个定量；④闭气数秒钟，然后移开喷嘴，缓慢呼气；⑤将盖子套回喷口上；⑥用清水漱口，去除咽部残留的药物。在这个过程中需要注意的是，使用前必须先要摇匀，使用时按压和吸入必须要同步，用完后需要漱口。

139.定量吸入器有什么优缺点？

定量吸入器的优点是使用方便，可随身携带，无需购置设备，而且起效快，因此常用于哮喘缓解症状性药物如沙丁胺醇气雾剂、异丙托溴铵气雾剂等。不足之处是使用抛射剂，对环境有一定的污染；有一定的难度，需要病人掌握吸入技术，对于年老体弱及小孩有一定困难；药品的使用受限，容易出现药物过量。从临床工作中的调查和指导训练的过程来看，患者主要存在的问题是吸气动作不正确和吸气按压不同步。因此在使用前需要在医生的指导下练习手口协调及正确的吸入方法。

140.孩子在使用万托林气雾剂时为什么要加一个储雾罐呢？

这是由于医生考虑到幼儿年龄比较小，手口协调性较差，不能很好地在按压时配合吸气，为了提高药物疗效而在使用定量吸入器时加了一个储雾罐。定量吸入器加储雾罐，使用时先将药物喷入储雾罐，然后通过患者反复多次吸气，将药物吸入肺内。储雾罐的缓冲，可防止喷雾散失而提高吸入药物的治疗效果，使吸入肺部的药液量增加到33%（不加时仅有10%～20%），支气管解痉作用较常规MDI增强1倍，克服了单用MDI的不足，且明显减少了口咽部药物的沉积量，提高了用药安全度。使用MDI加储雾罐时，不能1次喷入多剂量药物，应喷入1次药物后深长呼吸4、5次或连续吸入30秒以上，然后间隔2～

3分钟后再进行下一次用药。和其他吸入治疗一样，使用定量吸入器加储雾罐吸药后必须漱口，以减少声音嘶哑、口咽部真菌感染的发生率等不良反应。储雾罐尤其适用于激素吸入治疗，可用于各年龄患者，但4岁以下的患者需加面罩。贮雾罐携带不方便，比单用MDI费用增加，限制了它的推广使用。

141.什么是DPI?

DPI是干粉吸入器（Dry power inhaler，DPI）的英文缩写，是继MDI之后研制的一种新型吸入装置。内含药物粉剂，不含抛射剂，它利用患者的吸气气流带动药粉进入气道内，沉积在下呼吸道的药物占10%~30%，略高于MDI，能够配合吸气的患者都适用，一般用于4岁以上的患者。常用装置有单剂吸入器、多剂吸入器。单剂量型干粉吸入器有旋转式吸入器，使用前装胶囊，如沙普尔、思力华、噻托溴铵粉吸入剂。多剂量型干粉吸入器：碟式吸入器、都保系列、准纳器。与MDI相比，DPI不需要吸气动作与撤药动作的协调，但需要较高的吸入流量和吸气流速，因此病情严重和小儿患者在最大吸气压力较低时不宜应用DPI。单剂量的干粉吸入剂，每次使用前必须塞入一个胶囊，这对于急性哮喘、视力较差、手抖、关节炎患者用起来有一定的困难。

142.什么是雾化吸入疗法?

雾化治疗是通过特制的气溶胶发生装置将水分和药物形成气溶胶的液体微滴或固体微粒，被吸入并沉积于呼吸道和肺泡等靶器官，达到治疗疾病、改善症状的目的，同时雾化吸入治疗也具有一定的湿化气道、稀释痰液的作用。雾化治疗的优点有：①相对于全身给药，雾化治疗具有药物用量小、起效快的优势；②根据使用药物的不同具有稀化痰液、消除炎症、解除支气管痉挛、减轻喉头水肿、抗感染等作用，是治疗呼吸道疾病的有效手段。雾化治疗的适应证：①痰液黏稠难咳；②气道炎症性疾病；③气道阻塞性疾病；④喉部疾病；⑤其他需要经气道吸收给药的疾病。

143.雾化吸入的方式有哪些?

常用的雾化吸入治疗方式有：①气体压缩式雾化吸入：利用压缩空气通过细小管口形成高速气流，产生的负压带动液体或其他流体一起喷射到阻挡物上，在高速撞击下向周围飞溅使液滴变成雾状微粒从出气管喷出，所以又称为射流式雾化；它提供的雾化颗粒一般在5μm以内，并且颗粒小也不易受碰撞而结合，小颗粒经由上呼吸道后，可以轻易被带动到下呼吸道处，药物的利用率更高，几无药效损耗，适用于绝大部分呼吸道疾病；压缩式雾化器操作简便，适合婴幼儿到老年人各年龄层使用，还有便携式手提包，方便外出携带；缺点是工作时有噪音，但一般在能接受范围以内。②超声雾化吸入：应用超声波，使药液变成细微的气雾，由呼吸道吸入，达到治疗目的，其特点是雾量大小可以调节，提供的雾滴均匀，雾化颗粒比较大，一般都在10μm以上，多沉积在鼻、咽喉等上呼吸道部位，无法沉积到下呼吸道，且可能使药物结构发生破坏，在工作中产热而易使药液蒸发，造成药液浓缩，影响临床疗效，对上呼吸道疾病有效，但对下呼吸道疾病效果不佳。③网式雾化器是近年来出现的新型雾化器，其兼具了超声雾化器和压缩雾化器的原理和特点；网式雾化器有一个喷嘴设计，其上有数千个直径约3微米的孔穴，工作时先通过振动子产生微小的超声波振动将药液进行初步雾化，再通过网式喷嘴将药液从孔穴中挤出，实现二次雾化，形成直径更小的气溶胶颗粒，产生的雾化颗粒直径集中在3μm～7μm之间，直径≤5微米的颗粒一般在50%以上，有些品牌的可以达到60%～90%，主要用于儿童患者的雾化治疗；由于所需能源为5号干电池，能量低，可能会出现雾量少，雾化治疗时间长等现象。④氧驱动雾化吸入：工作原理与气体压缩式雾化吸入相同，动力来源于供氧系统，所以不需要空气压缩泵即可工作；但是由于所用氧流量大，对患者的血氧和二氧化碳会有影响，不适合Ⅱ型呼吸衰竭的病人。

144.哪些药物可以用作吸入治疗？

常用的吸入药物有：β_2受体激动剂、糖皮质激素、抗胆碱药、化痰药等。属于β_2受体激动剂的有：沙丁胺醇（气雾剂称为万托林）、特布他林（喘康速）、福莫特罗、沙美特罗等。吸入糖皮质激素有布地奈德（普米克令舒）、丙酸倍氯米松（必可酮）、丙酸氟替卡松（鼻喷剂叫做辅舒良）、糠酸莫米松（鼻喷剂叫做内舒拿）等。属于抗胆碱药的有异丙托溴铵（爱全乐）、噻托溴铵（思力华、天晴速乐）。化痰药乙酰半胱氨酸等。目前抗生素一般不用于吸入给药。

145.影响吸入疗法疗效的主要因素是什么？

影响吸入疗法的主要因素有：①气溶胶微粒大小，一般认为，直径1～5 μm的微粒在下气道和肺内有较多的沉降，其中1～3 μm的微粒有最理想的细支气管和肺泡内沉降，直径5～10 μm的微粒大部分沉降于大气道，大于10～15 μm的微粒则几乎100%沉降于口咽部；而小于1 μm的微粒吸入肺后悬浮于空气中，虽能以弥散方式沉降，但沉降量不多，大部分随呼气流又被呼出；气溶胶吸入的疗效与药物微粒在气道和肺内的沉降数量密切相关，故气溶胶发生装置的质量，即其产生的微粒大小对疗效有重要影响；而不同微粒直径的大小是由不同的雾化装置决定的，因此，针对不同的疾病需要选用不同的雾化吸入装置。②呼吸方式，缓慢深长的呼吸可增加气溶胶微粒在下气道和肺泡的沉降，而浅快的呼吸使气溶胶微粒分布不匀，影响微粒进入下气道；吸入气溶胶后屏气，增加微粒以弥散方式的沉降；但是在雾化吸入时如果持续较长时间深长呼吸，可能会因二氧化碳排出过多而造成呼吸性碱中毒，出现头晕、手麻等不适，需要注意；③吸入药物的药代动力学，药代动力学对吸入药物的药理学和药效学具有重要影响；若气溶胶吸入的目的是希望药物在肺内或肺间质内局部发挥作用，那么药物微粒在肺内滞留长时间可显著延长药物作用时间。选用气道内有很高的局部活性，而吸收至全身时很快灭活的药物，如吸入用激素，可减轻或避免全身的不良反应。若为了让药物能经气道吸收，在身体其他部位发挥作用，则应选用呼吸道黏膜吸收好，局部代谢率低的药物。故理想药物的选择和研制可提高吸入疗法的效果。

146.雾化吸入时应注意些什么？

在进行雾化吸入治疗时需要注意：①吸入前应洗脸避免使用油性护肤品，以减少经面部皮肤药物吸收而产生不良反应；避免药物进入眼睛。②吸入前应清洁口腔，清除口腔内分泌物及食物残渣；治疗结束后应漱口，防止药物在咽部聚积。③最好在安静状态下用药，并教会患者做用嘴吸气、鼻子呼气的深呼吸，使胸廓活动度增大，肺活量增多。④吸入治疗时应取端坐位，也可采用半坐位或侧卧位，尽量避免仰卧位。⑤雾化后痰液稀释刺激患者咳嗽，应及时翻身拍背，协助排痰，保持呼吸道通畅。⑥心、肾功能不全及老年人要注意防止液体量大造成肺水肿。⑦雾化治疗时鼓励患者正常呼吸，间断配以深吸气，避免持续深呼吸，以免出现过度通气而引起不适。⑧雾化治疗期间如手抖、心慌，可能为正常药物副作用，不必恐慌；如出现剧烈咳嗽、喘息、呼吸困难加重，需及时停止治疗，立即就医。⑨超声雾化方法不应用于含蛋白或肽类药物的雾化治疗，也不应用于混悬液。⑩在氧气雾化吸入过程中，注意严禁烟火及易燃品。

147.雾化吸入时液体量应该加多少合适？

雾化吸入时液体量一般为2～4 ml，最多不宜超过8 ml。

148.每次雾化吸入多长时间为宜？

每次雾化吸入时间以10～15分钟为宜。

149.氧气雾化时氧流量最好开多大？

氧气驱动的雾化吸入治疗，氧流量一般为5～6 L/min，如氧流量过低，则可能不产生气雾或产雾量过小，影响疗效。需要注意的是Ⅱ型呼吸衰竭的患者高流量吸氧可能会导致呼吸抑制，加重二氧化碳潴留，甚至出现肺性脑病。因此，这种病人一般不使用氧气雾化，可采用雾化器进行雾化。

150.雾化吸入治疗的不良反应有哪些？

雾化吸入治疗一般比较安全，主要的不良反应有：①戴面罩进行雾化吸入治疗时，药物可能会沉积在眼部，刺激眼球引起不适，如发生应立即用清水清洗，并换用咬嘴。②气溶胶温度过低、输送的气溶胶密度过高、雾化溶液pH值不当、低渗及高渗气溶胶或可导致哮喘或其他呼吸系统疾病患者发生支气管痉挛，发生时应立即停止雾化吸入，并予以相应治疗措施。③雾化吸入治疗根据其吸入药物的不同，可出现口腔干燥症、龋齿、口腔黏膜改变、溃疡、牙龈炎、牙周炎、味觉障碍等多种口腔疾病，通常与患者个人卫生习惯和治疗期间未注重口腔护理有关，如出现上述口腔问题，应积极就医，加强口腔护理，对于长期治疗患者应定期进行口腔检查。

151.我用雾化吸入后为什么嗓子一直不舒服呢？

　　咽部不适、声音嘶哑等是雾化吸入治疗的常见不良反应，这主要是由于：①吸入药物浓度高、刺激性强，造成咽喉部损伤；②使用糖皮质激素雾化治疗后引起局部免疫力降低，造成局部真菌感染，出现咽部不适、声音嘶哑；③患者气道反应性高，雾化吸入引起剧烈咳嗽造成咽喉部损伤；④患者平素有慢性咽喉炎，雾化治疗后刺激咽喉部，造成咽喉炎加重而出现咽部不适和声音嘶哑。因此，在雾化吸入治疗前应清洁口腔，清除口腔内分泌物及食物残渣。雾化治疗时雾量要适宜，不宜过大或过小，时间不宜过长，一般以10分钟左右为宜。治疗结束后应及时漱口，防止药物在咽部积聚。

152.使用雾化吸入治疗后我的哮喘为什么没有减轻反而加重了呢？

　　有些哮喘患者在使用雾化吸入治疗时，出现反常性病情加重，这可能是由于：①精神紧张，由于病情、医院陌生的环境、医护人员的态度、对抽血或输液的恐惧心理等因素，导致患者出现紧张情绪，引起气道平滑肌痉挛或加重，从而导致哮喘发作或加重，影响雾化治疗的效果。②雾化吸入的药物浓度过高，可刺激呼吸道，引起迷走神经紧张，从而加重哮喘。③雾化吸入的药液温度如果太低，释放出的气雾容易引起气道高反应，气管和支气管收缩痉挛而加重病情。④药物过敏，哮喘的发生常常与过敏反应有关，如有药物过敏，很可能会诱发或加重哮喘。⑤雾化吸入后气道分泌物稀释增多使得阻塞加重，因此咳痰能力差的老人和小孩须谨慎，雾化吸入治疗前或后最好吸痰。⑥给哮喘患者面罩氧气雾化吸入，由于面罩的溢气孔太少，二氧化碳不能溢出，患者实际在面罩中重复呼吸二氧化碳，其血中$PaCO_2$迅速上升，出现急性呼吸性酸中毒，甚至肺性脑病，从而使得病情加剧，所以雾化吸入时间一般不超过10分钟。

153.雾化吸入治疗哪些药可以联合用药？

　　常用的雾化治疗的药物比较多，如支气管扩张剂沙丁胺醇、异丙托溴铵，表面激素布地奈德、祛痰药乙酰半胱氨酸等，哮喘发作时常常需要多种药物雾化治疗，如果单用，虽然避免了药物之间的相互影响，但比较繁琐，耗时较长。联合用药，就可能会出现药物之间的相互影响，那么哪些药物可以联合雾化呢？根据我国2019年发表的雾化吸入合理用药专家共识，常用的联合方案有：①两联方案，SABA+SAMA、ICS+SABA、ICS+SAMA、乙酰半胱氨酸+ICS、乙酰半胱氨酸+SABA、乙酰半胱氨酸+SAMA；②三联方案有，ICS+SA-BA+乙酰半胱氨酸、ICS+SABA+SAMA、ICS+SAMA+乙酰半胱氨酸；③四联方案，ICS+SABA+SAMA+乙酰半胱氨酸。需要注意的是乙酰半胱氨酸雾化溶液刺激性气味较大，故禁用于哮喘急性发作。

注：SABA，短效β2受体激动剂如沙丁胺醇、特布他林；SAMA，短效抗胆碱药，如异丙托溴铵；ICS，吸入糖皮质激素，如布地奈德。

154.气雾吸入和干粉吸入有什么不同吗?

气雾吸入和干粉吸入是哮喘药物治疗的主要吸入方式。气雾吸入使用定量吸入装置（MDI），这种方式由Riker药厂1956年发明，MDI的使用极大地提高了哮喘的治疗效果，现在依然是哮喘药物的主要给药方式，如缓解哮喘症状的万托林就属于这种类型。这种装置携带方便，但也有明显缺点，因为其需要手压制动，同时配合呼吸吸入，手口协调性要好，对老年人和儿童来说不易掌握，药物很难完全进入气道，影响了疗效。干粉吸入使用干粉吸入器，这种装置于1971年由Bell发明并用于哮喘治疗，有旋转式、碟式和涡流式3种吸入器，这种吸入方式每次药量精确，不需要配合呼吸，只要用力吸入即可，但正确的吸入对疗效有至关重要的影响，必须多次在医师的指导下，坚持正确的吸入方法。研究并没有表明哪一种吸入方式的效率更高。

155.喷雾剂、气雾剂和干粉吸入剂一样吗?

喷雾剂是要靠手动操作使药液喷出来，就像人们常用的洗发水，需要按压才能挤出液体一样。它的优势是造价低，应用广泛，比如各类鼻腔用的喷雾剂（简称鼻喷剂）。气雾剂的动力来自高压气体，而不需要外力。一旦启动开关，瓶内的高压气体就会驱动药液喷出，就像家中常用的喷雾杀虫剂。这种药物制剂的原理是被动吸入。以沙丁胺醇为例，高压气体将药物送入患者的气道内，可以迅速解除气道痉挛，恢复通气，缓解症状。它的缺点是高压气体可能会给患者带来不适，导致气道收缩等应激反应。干粉吸入剂与前两者都不同，要靠使用者用嘴吸入，使装置中的药物粉末随气流吸入到气管、支气管和肺部。它在使用时不会对气道造成强烈刺激，而且吸入的药物量极少，绝大多数人感觉不到药物的进入。当然，一种药物可以制成多种不同的剂型。以布地奈德为例，它可以制成布地奈德鼻喷剂（如雷诺考特），用于鼻炎的治疗；也可以制成布地奈德吸入剂（如普米克都保），用于治疗6岁以上的儿童及成人哮喘；还可以制成布地奈德气雾剂（如吉舒），用于治疗支气管哮喘。

156. 干粉吸入器有哪几种？

随着对吸入治疗认识的不断深化，哮喘及慢阻肺等呼吸系统常见病的治疗逐步倾向于雾化吸入治疗为主的综合治疗。许多药物均有其独特的吸入装置，如阿斯利康公司的布地奈德福莫特罗采用都保的方式，葛兰素史克公司的沙美特罗氟替卡松采用准纳器的方式等。目前国内常用的干粉吸入器有三种：储存剂量型涡流式干粉吸入器，俗称都保，如普米克都保、奥克斯都保；另一种为旋蝶式干粉吸入器如必酮蝶和喘宁蝶；第三种为准纳器，如舒利迭。具体药物的使用方式在相应章节有详细介绍。

157. 如何正确使用家用雾化器？

随着人们健康水平的提高，使用雾化器已作为家庭常规保健措施进入千家万户，常见家用雾化器的使用步骤包括：①将雾化器放在一个比较平稳的桌子或台子上。②接通电源。③打开雾化杯。④加入药液：在雾化杯中加入2～4 ml生理盐水（不是自己用食盐加水），如药液没有预先配好，需要根据治疗方案，将所需药品逐一用注射器移入雾化杯，总液体量不超过8 ml为宜。⑤将雾化杯与雾化面罩连接，输氧管与雾化杯连接，另一端连接雾化器出气口。⑥开始雾化治疗：用面罩将鼻子和嘴罩紧；如果使用口器，把口器放在上下齿之间，用嘴唇包紧；通电后按下开关键，开始进行雾化治疗；让病人通过嘴缓慢地呼吸，每3～4次呼吸之后加做一次深呼吸，当面罩或口器中不再放出雾的时候，提示雾化结束。⑦摘掉面罩或取出口器，关闭压缩机，漱口、洗脸。

158. 怎么清洗家用雾化器？

每次雾化结束后需要进行清洗雾化器。主要过程包括：拆下管子、面罩和雾化杯。在清水中冲洗面罩和雾化杯，轻轻地甩出多余的水，把面罩和雾化杯放在纸巾或干净的毛巾上，让面罩和雾化杯在空气中自然干燥。每隔2～3天，把面罩和雾化杯浸泡在由1杯白醋和3杯水混合成的液体中浸泡消毒30分钟，并用流动的水彻底冲洗干净。雾化器的管子一般不用清洗消毒，如果管子中有水，自然晾干或打开压缩机将管子吹干就行了。

159.吸入装置应该如何选择呢？

随着吸入治疗的迅速发展，越来越多的装置用于临床吸入治疗，选择一个适合自己情况的装置非常重要。那么该如何选择呢？首先，可以根据病情来选择。如果治疗咽喉炎等上呼吸道感染或湿化气道，可选用雾化颗粒较大的超声雾化。哮喘或慢阻肺急性发作时，一般选择雾化颗粒较小的喷射雾化吸入，可以用压缩空气或氧气作为驱动力。哮喘慢性持续期或缓解期的治疗目的在于预防哮喘急性发作和减轻症状，须长期规则使用控制药物。吸入装置以定量雾化器为宜，幼儿或年老体弱不能配合吸入时，可以用带面罩的网式雾化器。其次，对于儿童患者，可以根据患儿年龄进行选择。年幼患儿吸气流速小，理解能力和操作能力弱，不适宜选用定量吸入粉雾剂（DPI）或定量雾化吸入器（MDI）。一般0～3岁选择喷射雾化器或MDI+戴面罩的储雾罐；>3岁的首选MDI+储雾罐（戴口罩或戴面罩，若能经口呼吸选择戴口罩的储雾罐），或喷射雾化器；>4～6岁的可用DPI，也可选用MDI+储雾罐或射流雾化器；>6～7岁的首选DPI，若协调能力好，可直接用MDI，或MDI加储雾罐，喷射雾化器作为备用选择。再次，还可以根据治疗场所来选择，医院内治疗可选设备较大、不便携带的喷射雾化器。家庭治疗可用MDI或DPI，也可用喷射雾化器。而在工作单位、出差或外出旅游时，则宜选择携带方便的MDI或DPI。

160.口服给药和吸入给药有什么区别吗？

口服给药方式是最常见的给药方式，属于全身给药，药物需要经过胃肠道消化吸收才能进入血液而发挥疗效，因而起效较慢，还要经过肝脏的首过消除效应，用药量相对较大，全身不良反应较多。另外，很多药物对胃肠道有刺激作用。吸入给药是药物通过肺泡上皮细胞或呼吸道黏膜吸收而进入血液循环的给药方式，属于局部给药。吸入给药能够实现有效的肺部靶向用药，适用于常见的呼吸道疾病如哮喘、慢阻肺、支气管扩张等的治疗。吸入给药不经过肝脏首过消除效应，所需药物量少于口服或注射给药方式，全身不良反应小，对胃肠道没有刺激。吸入给药起效迅速，接近于静脉注射，比口服或皮下注射要快很多。另外，吸入给药直接作用于呼吸道，有利于迅速缓解哮喘急性发作。

161.哮喘患者在什么情况下可以静脉输液治疗?

静脉输液是利用大气压和液体静压原理将无菌液体、电解质、药物由静脉输入体内的方法。因为药物直接进入血液,没有肝脏首过消除效应的影响,起效迅速。由于不经过口服消化与吸收过程,药物浓度不受胃肠道功能的影响,作用可靠,因此主要用于哮喘中重度哮喘急性发作时的抢救治疗。

162.哮喘治疗为什么首选吸入给药?

吸入给药是药物通过肺泡上皮细胞或呼吸道黏膜吸收而进入血液循环的给药方式。具有以下优点和特点:起效速度快,与静脉注射相当;可避免首过消除效应,药物剂量小,全身不良反应小;直接作用于气道,尤其适合肺部疾病。因此近年来作为哮喘治疗的首选给药方式,用于吸入糖皮质激素、β_2受体激动、抗胆碱药物和化痰药等。包括气雾剂、喷雾剂和干粉吸入剂(粉雾剂)等,也可以将药物溶液经雾化泵雾化后再吸入(雾化吸入)。

第二部分　治疗药物

163.治疗支气管哮喘的药物有哪些?

支气管哮喘的治疗药物种类繁多,有西药、中成药、中草药等。根据作用机制不同,可分为:①β_2受体激动剂,如沙丁胺醇等,能够扩张支气管平滑肌,缓解喘息的症状;②糖皮质激素类药物,有吸入类的药物如布地奈德气雾剂、倍氯米松等,如果病情严重,可以短期口服或者静脉使用甲强龙等;③茶碱类如氨茶碱、缓释茶碱片等;④白三烯调节剂,如孟鲁司特钠等;⑤抗胆碱药物如异丙托溴铵、噻托溴铵等;⑥抗组胺药物如酮替芬等;⑦生物制剂如抗IgE单克隆抗体、抗白介素4受体抗体、抗白介素5抗体等;⑧其他如色甘酸钠、大环类脂类药物阿奇霉素等。根据其作用特点可分为缓解性药物和控制性药物。缓解性药物起效快,能够迅速缓解哮喘发作时的症状,主要有短效β_2受体激动剂,如沙丁胺醇气雾剂、短效抗胆碱药物如异丙托溴铵等;控制性药物作用比较慢,但能够从哮喘发布的炎症本质方面进行治疗,能够全面控制哮喘病情,一般用于哮喘稳定期的维持治疗,现在多用吸入激素和长效β_2受体激动剂合并的复方，如信必可、舒利迭等。此外，哮喘也可采用中医中药调理治疗，改善过敏体质，减少哮喘发作次数，减轻哮喘发作症状，甚至达到完全控制。治疗哮喘的中成药或中草药非常多，需要根据具体辨证情况来进行选择，在这里不做详细介绍。

164.什么是哮喘治疗的缓解药物，目前常用的有哪些?

哮喘治疗药物按照其作用特点可分为控制性药物和缓解性药物。缓解性药物是指起效迅速，能够很快解除支气管痉挛从而缓解哮喘症状的药物，也称为解痉平喘药。这类药物一般起效快，作用时间短，不适合长期使用，仅在哮喘发作时用于救急。目前常用的有：短效 β_2 受体激动剂（Short-acting Beta2 agonist，SABA），如沙丁胺醇气雾剂；短效吸入型抗胆碱能药物（Short-acting muscarinic antagonists，SAMA），如异丙托溴铵气雾剂；短效茶碱，如氨茶碱；全身用糖皮质激素，如甲泼尼龙等。

165.什么是哮喘治疗的控制药物，目前常用的有哪些?

哮喘治疗的控制药物是指能够针对哮喘气道炎症的本质进行治疗的药物，也称为抗炎药。这类药物一般起效比较慢，作用时间长，需要长期使用，主要用于治疗气道慢性炎症而使哮喘维持临床控制。目前常用的有：吸入型糖皮质激素（Inhald Corticostoroids，ICS），如氟替卡松气雾剂等；白三烯调节剂，如孟鲁司特钠；长效 β_2 受体激动剂，如沙美特罗等；缓释茶碱，如茶碱缓释片等；色甘酸钠；抗IgE抗体，如奥马珠单抗；抗IL-5抗体，如美泊利单抗；抗IL-4受体抗体，如达必妥（dupilumab）等；联合药物现在常用的有舒利迭、信必可等。

166.什么是 β_2 受体激动剂?

β_2 受体激动剂是一类能够激活气道平滑肌上的 β_2 受体的药物，β_2 受体活化后能够产生支气管扩张作用，因此可用于哮喘的治疗。常用药物有沙丁胺醇、特布他林、克伦特罗、茚达特罗、福莫特罗和沙美特罗等。虽然现在使用的 β_2 受体激动剂都是高选择性的，但是对 β_1 受体仍然有一定的激动作用，这样会引起心率增快，肌肉震颤，出现心慌及手抖等副作用。这些副作用一般持续时间比较短暂，可自行消失，不必紧张。

167.常用的 β_2 受体激动剂有哪几种类型？

按照药物对 β_2 受体选择性的不同可以分为非选择性 β_2 受体激动剂，如异丙肾上腺素、肾上腺素；以及选择性 β_2 受体激动剂，如沙丁胺醇、克伦特罗等。选择性 β_2 受体激动剂按药效的持续时间又可分为短效（作用维持 4～6 小时，如沙丁胺醇和特布他林等）和长效（作用维持 12 小时，如沙美特罗和福莫特罗等） β_2 受体激动剂。短效 β_2 受体激动剂又可分为速效（数分钟起效，如沙丁胺醇气雾剂和特布他林气雾剂）和缓慢起效（半小时起效，如沙丁胺醇片和特布他林片）两种。

168. β_2 受体激动剂有哪些毒副作用？

β_2 受体激动剂的常见副作用有：①心脏不良反应：β_2 受体激动剂在选择性激动 β_2 受体的同时，也对 β_1 受体具有一定的激活作用，导致出现心率增快，甚至房颤，血管收缩，特别是对于冠心病患者容易诱发心梗；②肌肉震颤：β_2 受体激动剂可以激动骨骼肌慢收缩纤维的 β_2 受体，引起肌肉震颤，主要好发在四肢和颜面部，甚至出现全身发抖；③代谢紊乱：β_2 受体激动剂能增加肌糖原的分解，引起血乳酸、丙酮酸升高并产生酮体，这可能会诱发糖尿病患者出现酮中毒和乳酸性酸中毒；④ β_2 受体激动剂还能兴奋骨骼肌细胞膜上的钠钾 ATP 酶（Na^+-K^+-ATP 酶），使钾离子进入细胞内而引起血钾降低，过量应用或与糖皮质激素合用时，可能引起低钾血症。因此在使用 β_2 受体激动剂时需要严格掌握适应证，防止不良反应的发生。

169.哮喘发作时为什么选万托林作为急救药？

万托林的化学成分为硫酸沙丁胺醇，属于选择性的短效 β_2 受体激动剂，吸入后直接作用于气道平滑肌 β_2 受体，缓解支气管痉挛，舒张气道，改善通气，可明显改善胸闷、气急、喘息等哮喘症状。因为该药起效迅速，作用时间短，能够迅速解除哮喘急性发作时的症状，所以常作为哮喘的急救药品。但由于长期使用万托林治疗，会引起 β_2 受体下调，从而出现疗效减退甚至无效，所以万托林不能长期使用，只作为急救药短期使用。另一方面，如果需要长期使用万托林治疗，说明哮喘控制不良，需要进一步调整治疗方案，这时候需要去医院就诊寻求帮助。

170. 使用万托林有什么不良反应吗？

与所有 β_2 受体激动剂一样，万托林常见不良反应包括：①快速性心律失常，出现心慌；②血管收缩，诱发冠心病患者发生心绞痛，甚至发生心梗；③肌肉颤动而出现手抖、嘴抖，甚至全身抖动；④低钾血症，特别是合并使用利尿剂等药物时；⑤过敏反应；⑥反常性支气管痉挛。因此在使用万托林时必须注意，如果以前有冠心病，使用后很可能会诱发心梗，从而危及生命。

171. 吸入万托林后出现手抖、嘴抖及全身发抖、心慌、胸闷是过敏吗？

吸入万托林后出现手抖、嘴抖及全身发抖、心慌、胸闷是万托林的常见副作用而不是过敏反应。万托林虽然是高选择性 β_2 受体激动剂，但在激动 β_2 受体的同时，或多或少也对 β_1 受体起作用，所以会出现肌肉震颤、心慌、胸闷等不适；由于其作用起效快，时间短，这种不适很快会消失，因此无需恐惧，但如果不适症状明显，难以忍受，就需要及时就医治疗。

172. 使用万托林时应该注意什么？

和其他 β_2 受体激动剂一样，使用万托林时要注意：①不能同时使用 β 受体阻滞剂如倍他乐克等，特别是哮喘合并心脏病时；②避免长期、单一应用，因长时间单一使用万托林或其他 β_2 受体激动剂可造成细胞膜 β_2 受体的下调，导致临床耐药；③冠心病患者需要慎用；④严重的急性哮喘病人和心脏功能衰竭使用洋地黄类强心药如地高辛等的患者，需特别警惕低血钾及因此而造成的心律失常，需监测患者的血钾水平；⑤哮喘严重时因气道狭窄明显，患者无法吸入，需使用静脉给药；⑥运动员慎用；⑦不能用于怀孕六个月内的先兆流产患者；⑧使用沙丁胺醇治疗孕妇哮喘也会产生子宫出血的危险。

173. 如何正确使用万托林气雾剂？

万托林气雾剂通用名为沙丁胺醇气雾剂，一般作为有哮喘发作预兆或哮喘发作时的急救用药，喷雾吸入，每次 1～2 喷，24 小时内最多使用不超过 8 喷。

本品含有定量抛射剂，使用方法简单易行，但需注意：①使用前轻轻移开深蓝色的吸嘴盖；②上下用力振摇，确保吸入器内物质被充分混合；③轻轻呼气，直到不再有空气可以从肺内呼出；④将咬嘴放入口内，合上嘴唇含住咬嘴，在开始通过口部深吸气的同时，马上按下上方药罐将万托林释出，并尽量继续用力深吸气，一定要在吸气的同时将药物喷出；⑤屏住呼吸10秒钟，然后再缓慢地呼气，若需要多吸一吸，应至少等待1分钟，再重做②、③、④步；⑥用后，将吸嘴盖套回咬嘴上。

使用万托林气雾剂时还要注意：首先，对酒精过敏者禁用该药；其次，在该气雾剂首次使用或是已超过一周未被使用时，使用前应先向空气中试喷；最后需要强调的是，罐内有压缩气体，平日贮存时应远离火源，即便使用完毕，是空罐，也不可试图将它弄破。

174.有些病人用的是万托林，还有些人用的是博利康尼，有区别吗?

这两个药物都属于选择性的 β_2 受体激动剂，作用类似。博利康尼的通用名为特布他林，其支气管扩张作用比沙丁胺醇弱，剂型不仅有片剂和气雾剂，还有注射剂，是 β_2 受体激动药中唯一可作皮下注射的药物，且作用持久，但久用可蓄积，副作用相对比较轻，少数人可出现口干、鼻塞、轻度胸闷、嗜睡及手指震颤等，个别人可有心悸、头痛等症状。

175.万托林和异丙托溴铵有什么不同吗?

这两种药物都是短效支气管扩张剂，起效迅速，适合于哮喘急性发作的治疗，但二者还是有区别的。万托林化学成分为硫酸沙丁胺醇，属于选择性的速效 β_2 受体激动剂，吸入后直接作用于气道平滑肌 β_2 受体，缓解支气管痉挛，舒张气道，改善通气，可明显改善胸闷、气急、喘息等哮喘症状。异丙托溴铵气雾剂商品名为爱全乐，是一种抗胆碱类药。该药可以松弛支气管平滑肌，缓解支气管痉挛状态，具有平喘作用，起效快，持续时间长。同时还具有控制黏液腺体分泌和促进纤毛运动的作用，减少痰液生成，促进痰液排出体外。青光眼、前列腺肥大、尿潴留患者禁用，有时会出现口干、口苦、干咳等不良反应。这两种药物因为作用机制不同，可以配合使用，如可必特（吸入用复方异丙托溴铵溶液），每小瓶（2.5 ml）吸入用溶液含异丙托溴铵0.5 mg（相当于异丙托溴铵水化物0.522 mg）和硫酸沙丁胺醇3 mg（相当于沙丁胺醇碱2.5 mg）。

176.福莫特罗是什么？

福莫特罗是一种新型的长效选择性β₂受体激动剂，对支气管的松弛作用较沙丁胺醇强且持久。其作用机制可能是刺激肾上腺素β₂受体而使气管平滑肌细胞中的cAMP上升，从而引起支气管扩张，改善哮喘的症状。吸入后约2分钟起效，2小时达高峰，作用持续12小时左右。本品尚有明显抗炎作用，明显抑制抗原诱发的嗜酸性粒细胞聚集、浸润，血管通透性增高以及速发性或迟发性哮喘反应，也能抑制血小板活化因子诱发的嗜酸性粒细胞聚集。对支气管哮喘、慢性喘息性支气管炎、肺气肿等气道阻塞性疾病的呼吸困难有缓解作用。因其为长效制剂，主要用于维持治疗与预防发作，特别适用于夜间哮喘发作病人，并能有效预防运动性哮喘发作。目前主要与吸入糖皮质激素一起组成复方制剂，如信必可（布地奈德福莫特罗）都保。有研究证实，β₂受体激动剂和吸入性糖皮质激素如布地奈德等联用具有协同作用，也就是所谓的1+1＞2的作用。另外，联用糖皮质激素也能够延缓因受体下调而出现的疗效减退，因此哮喘患者常常联合使用β₂受体激动剂和吸入性糖皮质激素。

177.沙美特罗和福莫特罗有什么不同呢？

这两种药都是新型的长效选择性β₂受体激动剂，两者作用、不良反应及适应证相同，但沙美特罗起效较慢，一般需要10～20分钟，因此不适合于哮喘急性发作。而福莫特罗起效2分钟，可用于哮喘急性发作。同样，沙美特罗常常与吸入糖皮质激素组成复方制剂如舒利迭（沙美特罗氟替卡松）。需要注意的是使用舒利迭时因其起效较慢，需要配备万托林作为救急药快速缓解哮喘发作。

178.丙卡特罗与福莫特罗有什么区别呢？

丙卡特罗也是一种长效肾上腺素β₂受体激动剂，对支气管的β₂受体具有高度选择性，其支气管扩张作用强而持久。与福莫特罗相比，它还具有较强的抗过敏作用，抑制速发型的气道阻力增加，抑制迟发型的气道反应性增高。另外，它还有轻微增加支气管纤毛运动的作用，因此比较适合痰多的患者。

179.茚达特罗是什么？

茚达特罗商品名马来酸茚达特罗吸入粉雾剂，也是新一代超长效肾上腺素 β_2 受体激动剂，具有5分钟起效、持续24小时的特点。目前主要适用于成人慢性阻塞性肺疾病患者的维持治疗。相比其他长效 β_2 受体激动剂，茚达特罗的便利性和依从性更高。研究表明，茚达特罗对比沙美特罗及福莫特罗，在改善肺功能、呼吸困难、提高生活质量、减少急救用药天数等方面均有显著优势。

180.因心脏病使用倍他乐克，我还可以使用 β_2 受体激动剂吗？

心脏病需要使用 β 受体阻滞剂如倍他乐克等，而哮喘或慢阻肺患者需要使用 β_2 受体激动剂，如哮喘合并心脏病患者，究竟是用阻滞剂还是使用激动剂呢？这就需要分清主要矛盾和次要矛盾了。一般认为，如果当前因心脏病为主要疾病，哮喘或慢阻肺比较稳定，则使用 β 受体阻滞剂，反之，如以哮喘或慢阻肺为主，心脏病比较稳定，则使用 β 受体激动剂。

181.抗胆碱能药也能够平喘吗？

抗胆碱能药物是一种常用的平喘药物。抗胆碱能药能够与M胆碱受体结合，对抗乙酰胆碱和其他拟胆碱药的毒蕈碱样作用。主要解除平滑肌的痉挛、抑制腺体分泌、解除迷走神经对心脏的抑制，使心跳加快、散大瞳孔，升高眼压；兴奋呼吸中枢。临床主要用于抢救感染中毒性休克，解除有机磷农药中毒、阿斯综合征和内脏绞痛，也可用于麻醉前给药、散瞳或治疗角膜炎、虹膜炎等。由于这类药能够与气道平滑肌上的M受体结合而引起平滑肌舒张，所以可用于哮喘，但是由于其作用广泛，副作用多，一般使用吸入给药方式，如异丙托溴铵、噻托溴铵等。

182.抗胆碱药有哪些不良反应呢？

人体的活动同时受两种神经的调控，一种是交感神经，或者叫做肾上腺素能神经，其产生的神经递质是肾上腺素，主要调控与活动有关的生命机能。另一种叫做副交感神经，也叫胆碱能神经，其产生的神经递质是乙酰胆碱，主要调控的是与静止有关的生命机能，如唾液分泌、胃肠道蠕动等。使用抗胆碱能药物后副交感神经的作用会受到抑制，从而使得交感神经的作用增强，因此，抗胆碱能药物的不良反应比较多，包括：口干、心悸、瞳孔散大、视力模糊、皮肤干燥、体温升高及尿潴留等。剂量过大时有中枢神经兴奋症状如烦躁不安、谵妄，以致惊厥。兴奋过度转入抑制，呼吸困难，可致死亡。因此在使用这类药物作为平喘药物时需要严格掌握适应证，注意避免不良反应的发生。根据我国哮喘防治指南，哮喘治疗方案中的第4级和第5级患者在吸入 ICS+LA-BA 治疗的基础上可以联合使用吸入长效抗胆碱药。妊娠早期、患有青光眼、前列腺肥大的患者应慎用此类药物。

183.异丙托溴铵是什么？

异丙托溴铵是一种短效的抗胆碱药，对支气管平滑肌 M 受体有较高选择性，松弛支气管平滑肌的作用较强，对呼吸道腺体和心血管系统的作用较弱。其扩张支气管的剂量仅及抑制腺体分泌和加快心率剂量的 1/20～1/10。气雾吸入本品 40 μg 或 80 μg 对哮喘患者的疗效相当于气雾吸入 200 μg 沙丁胺醇的疗效。用药后痰量和痰液的黏滞性均无明显改变，但国外报道，本品可促进支气管黏膜的纤毛运动，利于痰液排出。本品口服不易吸收。气雾吸入后 5 分钟左右起效，约 30～60 分钟作用达峰值，维持 4～6 小时。临床主要应用于：①缓解慢性阻塞性肺病患者的支气管痉挛、喘息症状。②防治哮喘，尤适用于因用 β 受体激动药产生肌肉震颤、心动过速而不能耐受此类药物的患者。与 β 受体激动药（沙丁胺醇、非诺特罗）、茶碱、色甘酸钠合用可相互增强疗效，因此临床治疗哮喘和慢阻肺时，常常使用异丙托溴铵合并沙丁胺醇雾化吸入剂。

184.异丙托溴铵有哪些不良反应？使用时应注意什么？

和所有的抗胆碱药物一样，异丙托溴铵的常见不良反应有：口干、头痛、鼻黏膜干燥、咳嗽、震颤。偶见心悸、支气管痉挛、眼干、眼调节障碍、尿潴留。极少见过敏反应。在使用异丙托溴铵时需注意：①青光眼、前列腺增生患者慎用；②雾化吸入时避免药物进入眼内；③对窄角青光眼患者，本品与 β 受体激动剂合用可增加青光眼急性发作的危险性；④使用与 β 受体激动剂组成的复方制剂时，须同时注意二者的禁忌证。

185.如何正确使用异丙托溴铵气雾剂？

异丙托溴铵气雾剂商品名爱全乐，其使用方法为：①移去套口的盖，使用前轻摇贮药罐使之混匀；②头略后仰并缓慢地呼气，尽可能呼出肺内空气；③将吸入器吸口紧紧含在口中，并屏住呼吸，以食指和拇指按压吸入器，使药物释出，并同时做与喷药同步的缓慢深吸气，最好大于5秒钟（有的装置带笛声，没有听到笛声则表示未将药物吸入）；④尽量屏住呼吸10秒钟，使药物充分分布到下气道，以达到良好的治疗效果；⑤将盖子套回喷口上；⑥用清水漱口，去除上咽部残留的药物。

186.噻托溴铵是什么？

噻托溴铵是一种长效抗胆碱药，对M_1～M_5型5种毒蕈碱受体具有相同的亲和力，通过与支气管平滑肌上的毒蕈碱受体结合，抑制副交感神经末端因乙酰胆碱所造成的气管收缩。在人体气道内，本品与受体的亲和力较高，且与毒蕈碱M_1和M_3受体解离缓慢，能长时间阻滞胆碱能神经介导的支气管平滑肌收缩，可持久地扩张支气管，有效改善肺功能，缓解呼吸困难，降低慢性阻塞性肺部疾病加重的频率，遏止病情恶化，提高生活质量。本品提高了对M_1和M_3受体的选择性并延长了作用时间，从而避免了因M_2受体阻滞而导致的唾液分泌和引起瞳孔散大等副作用。临床主要用于慢性阻塞性肺疾病的维持治疗，包括慢性支气管炎和肺气肿，以及伴随性呼吸困难的维持治疗及急性发作的预防。

187.如何正确使用噻托溴铵粉雾剂？

噻托溴铵粉雾剂的使用操作步骤：①向上拉打开吸入器防尘帽，然后打开吸嘴；②从泡状包装中取出1粒胶囊（只在用前即刻取出），将其放入中央室中；③用力合上吸嘴直至听到一声咔嗒声，保持防尘帽敞开；④手持药粉吸入器装置使吸嘴向上，将两侧的刺孔按钮完全按下1次，然后松开，这样可在胶囊上刺出许多小孔，当吸气时药物便可释放出来；⑤深呼气（注意：切勿对着吸嘴吹气）后举起药粉吸入器装置放到嘴上，用嘴唇紧紧含住吸嘴，保持与头部垂直，缓慢地深吸气，其速率应足以能听到胶囊振动，吸气到肺部全充满时，尽可能长时间地屏住呼吸，同时从嘴中取出药粉吸入器装置，重新开始正常呼吸，重复此步骤一次，胶囊中的药物即可完全吸出；⑥再次打开吸嘴，倒出用过的胶囊并弃之，保持药粉吸入器装置的清洁。

188.乌美溴铵是什么？

乌美溴铵是一种新型长效抗胆碱药物，作用机制与噻托溴铵相同，可用于长期维持治疗成人慢性阻塞性肺病，包括慢性支气管炎和肺气肿患者的气道阻塞症状。由于其起效时间长、作用缓慢，不适合慢性阻塞性肺病急性加重导致的气短或哮喘急性发作期的治疗。最常见的不良反应有鼻咽炎、泌尿道感染、上呼吸道感染、头痛、便秘和口干等。青光眼，心律失常，尿潴留患者慎用。现临床主要有葛兰素公司生产的欧乐欣（乌美溴铵维兰特罗粉雾剂）用于慢阻肺维持期的治疗。

189.格隆溴铵是什么？

格隆溴铵是一种季铵类抗胆碱药，具有抑制胃液分泌及调节胃肠蠕动作用；本品还有比阿托品更强的抗唾液分泌作用，但没有中枢性抗胆碱活性。主要用于胃及十二指肠溃疡、慢性胃炎、胃酸分泌过多等症。很少单独用于呼吸系统疾病治疗，目前上市的复方制剂有茚达特罗格隆溴铵粉雾剂和格隆溴铵福莫特罗气雾剂，主要用于慢阻肺缓解期的维持治疗，不用于哮喘的治疗。

190.茶碱治疗哮喘的地位如何？

茶碱类药物是一种比较古老的平喘药物，以前由于医疗水平低下，有效药物匮乏，曾在哮喘和慢阻肺的治疗中广泛使用茶碱。但后来的研究发现，茶碱的作用比较弱，而且有效剂量与中毒剂量接近，个体差异很大，副作用多等，这导致茶碱在哮喘治疗中的地位显著下降，特别是在国外的指南性文件中，茶碱常常作为备选方案而存在。但是在国内，由于茶碱价格低廉，仍受到广大哮喘患者的喜好，特别是基层。需要注意的是茶碱类药物扩张支气管的作用比较弱、毒副反应多，个体差异大，不能作为主要的治疗药物用于哮喘或慢阻肺。

191.氨茶碱为什么能够用于哮喘的治疗？

氨茶碱是常用的支气管扩张药，对气道平滑肌有直接松弛作用，其作用机制包括：①抑制磷酸二酯酶（Phosphodiesterase，PDE），非选择性抑制PDE，抑制cAMP的水解，使细胞内cAMP、cGMP水平升高；cAMP和cGMP分别通过激活蛋白激酶A（PKA）与蛋白激酶G（PKG），而舒张支气管平滑肌。②阻断腺苷受体，腺苷能使气道肥大细胞释放组胺和白三烯而引起气道收缩；茶碱在治疗浓度时为腺苷受体阻断药，可预防腺苷所致的哮喘患者的气道收缩作用。③增加内源性儿茶酚胺的释放，治疗浓度茶碱可使肾上腺髓质释放儿茶酚胺，但儿茶酚胺水平的增高有限，不足以引起明显的支气管舒张作用。④干扰气道平滑肌的钙离子转运；茶碱可能通过受体操纵的钙通道，影响细胞外Ca^{2+}内流和细胞内质网贮存Ca^{2+}的释放，或影响磷脂酰肌醇代谢，从而产生气道平滑肌的松弛作用。⑤茶碱在较低的血浆浓度（5～10 mg／L）时具有免疫调节作用与抗炎作用。⑥茶碱能增加膈肌收缩力，减轻膈肌疲劳，该作用有利于慢性阻塞性肺疾病的治疗。⑦促进纤毛运动，加速黏膜纤毛的清除速度，有助于哮喘急性发作时的治疗。⑧近年发现茶碱具有抗炎作用，体外试验表明，治疗浓度的茶碱可抑制肥大细胞释放炎症介质。因此，氨茶碱可以用于哮喘患者。但由于氨茶碱扩张支气管的作用比较弱、毒副反应多，个体差异大，一般不作为主要的治疗方案使用。

192.氨茶碱的主要不良反应有哪些？

氨茶碱的不良反应比较多，主要包括：①消化道症状，如出现口苦、口干、恶心、呕吐、食欲不振、胃胀、胃痛等胃肠道症状；②中枢神经症状，如头疼、头晕、失眠、烦躁不安、谵妄、精神失常等；③心血管症状，患者出现心慌、心律失常，血压下降，脱水、多尿等；④过敏反应，出现荨麻疹、湿疹及多形红斑样药疹等，并常常伴有气喘，高度过敏患者有时在静脉输液过程中突发口唇紫绀、躁动不安、意识丧失或昏迷，继而呼吸心跳停止；⑤个别患者应用氨茶碱也可能会加重支气管痉挛症状，长期服用氨茶碱的患者可对其产生耐药作用。因此在使用氨茶碱时尽量选用小剂量，最好能做血药浓度检测，避免发生毒副作用。

193.常用的茶碱类药物都有哪些？

茶碱类药物使用历史悠久，品种繁多，迄今为止，已知茶碱类药物及其衍生物有300多种，临床上常用的有茶碱、氨茶碱、胆茶碱、二羟丙茶碱、多索茶碱等。每种药物又有普通片剂、缓释片、控释片及注射剂型等。

194.茶碱与氨茶碱有什么不一样吗?

茶碱与氨茶碱均是临床上常用的平喘药物,二者属于同一类药物,作用机制基本相同,都是通过抑制磷酸二酯酶的活性,提高细胞内环磷酸腺苷的含量,从而直接松弛气道平滑肌而发挥平喘作用;此外,茶碱和氨茶碱还可拮抗腺苷受体对抗腺嘌呤对气道的收缩作用,并可增强膈肌的收缩力,改善呼吸功能,小剂量使用具有抗炎作用,在临床上主要用于缓解支气管哮喘、慢性支气管炎和慢阻肺等呼吸系统疾病所致的喘息、气短症状,也可用于治疗心源性哮喘。二者的主要不同在于:茶碱有较强的脂溶性,这使其口服吸收速度减慢,在一定程度上影响了药效的发挥。氨茶碱是茶碱和乙二胺形成的复盐,乙二胺显著增加了茶碱的水溶性,氨茶碱的溶解度比茶碱高20倍,使其口服后能够迅速被吸收,从而增强了茶碱的药理作用。

195.茶碱与茶碱缓释片有什么不一样吗?

这两种药物是同一个药物的不同剂型,一般而言,茶碱是一个短效药,需要一天服药3次,而茶碱缓释片是一个长效药,一天服药两次就行了,这样减少了服药次数,降低了茶碱的副作用,效果也较普通剂型稳定。但是由于是缓释剂型,所以起效较慢,不适合于哮喘急性发作、慢阻肺急性加重等紧急情况。服药时缓释片要整片吞服,不能掰开服用。

196.胆茶碱与氨茶碱有什么不同?

胆茶碱又名茶胺乙醇,是茶碱和胆碱的等分子缩合物,溶解度高,刺激性小,口服吸收迅速,维持时间长。其作用与氨茶碱相似,有松弛支气管及血管平滑肌、强心与利尿作用。支气管扩张作用比氨茶碱弱,但对心脏和神经系统的影响较少。口服吸收迅速,对胃黏膜刺激性较小,作用时间亦较长。适用于治疗支气管哮喘,也用于心源性哮喘、心绞痛、胆绞痛及心脏性水肿等的治疗。不适用于哮喘持续状态或急性气管痉挛发作者。

197.氨茶碱、多索茶碱与二羟丙茶碱有什么不同？

这三个药物都是茶碱的衍生物，作用机制相同，作用相似，但三者又有细微差别。①支气管扩张作用方面：多索茶碱的支气管扩张作用最强，约为氨茶碱的10～15倍，二羟丙茶碱（又叫喘定）最弱，约为氨茶碱的1/10。②强心作用：氨茶碱能增强心肌收缩力，可诱发致命性心律失常；多索茶碱的心脏兴奋作用约为氨茶碱的1/10，二羟丙茶碱约为氨茶碱的1/20～1/10；二羟丙茶碱通常不用于哮喘急性严重发作，比较适用于伴心动过速、不能耐受氨茶碱的哮喘患者。③抗炎及免疫调节作用：茶碱在血药浓度较低（5～10 mg/L）时即具有明显的抗炎和免疫调节作用，有研究认为，多索茶碱的抗炎作用弱于茶碱。因此，小剂量的茶碱缓释片在慢性哮喘的长期控制中应用更为广泛。

198.哮喘病人用的激素与运动员禁用的激素是一回事吗？

这是两个不同的概念，哮喘病人为了治疗哮喘使用的激素是糖皮质激素，如强的松、甲泼尼龙等，其作用主要是抗炎。而运动员使用的激素类药物主要包括具有蛋白同化作用的药物，如甲睾酮、苯丙酸诺龙等。这些药物属于性激素，具有促使体格强壮、肌肉发达、增强爆发力的作用。另外还包括肽激素类，如人生长激素、人促红细胞生成素或重组人促红细胞生成素、促性腺激素等。这些激素具有刺激骨骼、肌肉和组织的生长发育的作用。

199.糖皮质激素是什么？

糖皮质激素是由肾上腺皮质束状带合成和分泌的一种激素，因其化学结构包含甾核，所以也叫甾体类抗炎药，与我们平时使用的解热镇痛药叫做非甾体类抗炎药不同。糖皮质激素作用广泛而复杂，且随剂量不同而异。生理情况下所分泌的糖皮质激素主要影响物质代谢过程，如促进糖原异生，升高血糖；促进蛋白质分解；促进脂肪动员而使脂肪分布发生改变等。超生理剂量的糖皮质激素则具有抗炎、抗毒、抗休克及免疫抑制等药理作用。称其为"糖皮质激素"是因为人们最早了解到它具有调节糖类代谢的作用。

200.常见的糖皮质激素有哪些？

糖皮质激素类药物根据其血浆半衰期可分短、中、长效三类。短效激素包括：氢化可的松、可的松。中效激素包括：强的松、强的松龙、甲基强的松龙、去炎松。长效激素包括：地塞米松、倍他米松等药。此外，还有吸入性糖皮质激素：布地奈德、二丙酸倍氯米松、丙酸氟替卡松等。

201.糖皮质激素的副作用有哪些？

糖皮质激素的作用非常广泛，因此其副作用也很多，主要包括：①类肾上腺皮质功能亢进综合征，这主要表现为满月脸、水牛背、向心性肥胖、皮肤变薄、痤疮、多毛、浮肿、低血钾、高血压、糖尿等，与物质代谢和水盐代谢紊乱、脂肪重新分布有关，停药后可逐渐消退，必要时采取对症治疗，如应用降压药、降糖药、氯化钾、低盐、低糖、高蛋白饮食等。②诱发或加重感染，糖皮质激素具有免疫抑制作用，长期应用可诱发机会性感染或使体内潜在病灶扩散，特别是在原有疾病已使抵抗力降低如肾病综合征者身上更易产生；还可使原来静止的结核病灶扩散、恶化，故结核病患者必要时应联合应用抗结核药。③消化系统并发症，使胃酸、胃蛋白酶分泌增加，抑制胃黏液分泌，降低胃肠黏膜的抵抗力，故可诱发或加剧胃、十二指肠溃疡，甚至造成消化道出血或穿孔，对少数患者还可诱发胰腺炎或脂肪肝，因此在使用大剂量激素时需要合用抗酸药。④心血管系统并发症，长期应用可引起高血压和动脉粥样硬化。⑤骨质疏松、肌肉萎缩、伤口愈合迟缓等与激素促进蛋白质分解、抑制其合成及增加钙、磷排泄有关，骨质疏松多见于儿童、老人和绝经妇女，严重者可有自发性骨折，因抑制生长素分泌和造成负氮平衡，还可影响生长发育，对孕妇偶可引起畸胎。⑥其他，如精神失常等，有精神病或癫痫病史者禁用或慎用。

202.长期使用糖皮质激素为什么不能突然停药？

长期使用糖皮质激素的患者不能突然停药，应该缓慢减量，逐渐停药。这主要是因为：①长期应用，尤其是连日给药的病人，减量过快或突然停药时，由于皮质激素的反馈性抑制脑垂体前叶对ACTH的分泌，可引起肾上腺皮质萎缩和机能不全，多数病人可无表现；肾上腺皮质功能恢复的时间与剂量、用药期限和个体差异有关，停用激素后垂体分泌ACTH的功能需经3~5个月才恢复；肾上腺皮质对ACTH起反应机能的恢复约需6~9个月或更久，因此不可骤然停药，停药后也有少数患者遇到严重应激情况如感染、创伤等；手术时可发生肾上腺危象，如恶心、呕吐、乏力、低血压、休克等，需及时抢救，这种皮质功能不全需半年甚至1～2年才能恢复。②反跳现象：因病人对激素产生了依赖性或病情尚未完全控制，突然停药或减量过快而致原来疾病复发或恶化，常需加大剂量再行治疗，待症状缓解后再逐渐减量、停药。

203.为什么说糖皮质激素是当前控制哮喘发作最有效的药物？

随着对哮喘的认识不断加深，现在认为哮喘是一种慢性气道炎症性疾病，气道炎症是哮喘的核心机制。糖皮质激素具有强大的非特异性抗炎作用，能够抑制炎症产生的各个方面。首先，它能够诱导抗炎因子的合成。糖皮质激素有快速、强大而非特异性的抗炎作用，它对各种炎症都有效，它主要是通过诱导抗炎因子的合成而起到抗炎的作用。其次，抑制炎性因子的合成，在炎症初期，糖皮质激素通过抑制毛细血管扩张，减轻渗出和水肿，又通过抑制白血细胞的浸润和吞噬达到减轻炎症的目的；在炎症后期，抑制毛细血管和纤维母细胞的增生，延缓肉芽组织的生成从而减轻疤痕等炎症后遗症；不仅如此，它还能够诱导炎性细胞的凋亡和通过收缩血管来抑制蛋白水解酶的释放而起到抗炎作用。因此，糖皮质激素是当前哮喘治疗的最有效药物。

204.糖皮质激素的用药途径有哪几种？

糖皮质激素的用药途径有：口服、静脉、局部外用及吸入。口服和静脉给药为全身性给药方式，使用量较大，主要适用于需要较大剂量激素治疗的患者，如风湿免疫病、慢阻肺、哮喘危重患者和结核性胸膜炎或结核性脑膜炎、感染中毒症状明显及休克患者等。由于激素量较大，全身性副作用比较多，短期应用可以快速停药，使用时间较长患者需要逐渐减量至停药。局部外用主要适用于皮肤病的局部用药。吸入用药主要适用于哮喘和慢阻肺的一般性治疗，激素量小，全身性副作用相对较少，比较安全。

205.常用的吸入类激素有哪些？

吸入激素也叫表面激素（ICS），主要用于哮喘和慢阻肺的治疗中，常用的有：①二丙酸倍氯米松，商品名可为必可酮、安得新、信可松、博立松；目前应用最广泛、知名度最高的是必可酮气雾剂，此药对呼吸系统有高度的专一性，常常作为轻、中度哮喘患者首选的日常用药。②丁地去炎松，别名为普米克、英福美、丁地去炎松、布地缩松、布地奈德；目前广泛作为婴幼儿、儿童、青少年哮喘患者缓解期日常用药，该药对气道局部的抗炎作用更强，而且对生长和身高的影响也比较小，成年人多作为中、重度哮喘患者的缓解期用药。③丙酸氟替卡松，是目前公认的气道局部抗炎作用最强、治疗效果最好、全身不良反应最小的吸入性糖皮质激素，广泛用于各年龄段中、重度哮喘患者缓解期。④环索奈德是由德国赛诺菲-安万特和阿尔塔那制药公司开发的一种可定位活化、吸入用新一代皮质类固醇激素，临床上主要用于治疗成人及4岁以上儿童和青少年不同程度的哮喘以及过敏性鼻炎，作为一种预防性治疗措施，适用于成人和≥12周岁青少年哮喘患者的维持治疗。

206.布地奈德、丙酸氟替卡松、二丙酸倍氯米松、环索奈德都是表面激素，有什么区别吗？

这四种药物虽然都是常用的吸入激素，但也各有特点。①适应证不同：布地奈德气雾剂，仅被批准用于支气管哮喘的治疗；布地奈德粉吸入剂，被批准用于支气管哮喘和慢性阻塞性肺病的治疗；无论是气雾剂还是干粉吸入剂，丙酸氟替卡松、二丙酸倍氯米松、环索奈德，仅被批准用于支气管哮喘的治疗。②全身性不良反应不同：布地奈德、丙酸氟替卡松、环索奈德的首关消除大，口服生物利用度低于二丙酸倍氯米松，全身性不良反应也小于二丙酸倍氯米松；因此，需要高剂量吸入激素的患者及儿童，优先推荐布地奈德和丙酸氟替卡松。③适用人群不同，如下表所示，只有布地奈德可用于妊娠及哺乳期。

药品	剂型	儿童	妊娠期	哺乳期
布地奈德	气雾剂	2岁以上	可用	可用
	干粉吸入剂	6岁以上	可用	可用
丙酸氟替卡松	气雾剂	4岁以上	慎用	慎用
二丙酸倍氯米松	气雾剂	6岁以上	慎用	慎用
	干粉吸入剂	6岁以上	慎用	慎用
环索奈德	气雾剂	12岁以上	慎用	慎用

207.吸入型药物常见的不良反应有哪些?

吸入药物后由于药物可以沉积于口咽部而引起不良反应,如喉部刺激、咳嗽、声嘶、口咽部念珠菌感染等。口咽部药物吞咽后通过胃肠道吸收,可产生全身性不良反应。因此,为了尽量降低口咽部的局部不良反应,患者在每次吸入药物后立即用水漱口,而且漱口后需吐出来,不能咽下去。

208.如何减少吸入型糖皮质激素产生的不良反应?

尽管吸入糖皮质激素比口服或静脉给药副作用小很多,但是长期使用也可能会出现局部不良反应,如:声音嘶哑或发音困难、口咽部真菌感染、反射性咳嗽、口周皮炎、口干和舌体肥厚。咽喉刺激、声音嘶哑或发音困难的原因可能与吸入的药物微粒刺激咽喉部黏膜有关。吸入性激素的局部不良反应大多数是能够耐受的,但是较严重的局部不良反应常会影响患者治疗的依从性。某些局部不良反应呈剂量依赖性,因此最好使用吸入皮质激素的最低有效剂量;部分局部不良反应与装置有关,应考虑更换吸入装置类型。吸入用药后立即用清水漱口不但可减轻或避免局部不良反应,而且还可减少由药物从口咽部吸收而引起的全身不良反应,所以常规建议吸药后清洁口腔、漱口和洗脸。如果发生了不能耐受的局部不良反应,需要及时减量或停止吸入糖皮质激素。

209.哮喘要一辈子吸激素吗?

哮喘不一定要一辈子吸入激素治疗。哮喘是一种慢性气道炎症,从目前的医疗水平来说,它是一种不能根治的疾病,因此其治疗是长期的,甚至需要终身治疗。但是哮喘又有其特殊性,也就是哮喘可以经过治疗或自行缓解,在缓解期可无任何症状,不影响正常的生活、工作和学习,与正常人完全一样。哮喘治疗的目的是控制症状,降低未来发作的风险。而糖皮质激素是治疗哮喘最有效的药物,但由于其副作用多,引起了人们的担忧与拒绝;现临床广泛使用的吸入激素具有起效快、用量少、全身副作用小而备受推崇。因此可不必过度担心其副作用的问题。在一些特定的情况下,比如儿童哮喘,一般经过规范的治疗,达到完全控制后可较长时间不复发,到了青春期之后,随着体内激素水平的变化,以及自身免疫力的不断提高和完善,可能会终生不再发作。另外一部分患者经过积极的治疗,也可以达到长期完全控制,不需要再吸入激素。

210.我已经吸入糖皮质激素半年了，可以直接停药吗？

吸入糖皮质激素虽然不像口服或静脉给药那样会引起肾上腺皮质机能减退，但也需要逐渐减药至停药。这主要是因为哮喘从目前的医疗水平来说还是一种不可根治的疾病，吸入糖皮质激素是最为有效的治疗方法，哮喘之所以稳定是因为药物作用的原因，如果突然停药，有可能再次复发，因此哮喘患者不能突然停药，而应该逐渐减量。另外，哮喘的治疗方案是医生根据你自身的疾病情况而制定的，需要不断地进行评估与修正，不能自己随意调整或停药，什么时候减量，什么时候停药，需要你的主管医生评估后决定。如果治疗不规范，随意停药、减药或换药，常常会导致哮喘控制不良，形成难治性哮喘或顽固性哮喘，甚至出现肺心病、呼吸衰竭等。

211.不同常用吸入型糖皮质激素如何等效换算？

不同的吸入激素按照其等效剂量，二丙酸倍氯米松1000 μg = 布地奈德800 μg = 丙酸氟替卡松500 μg = 环索奈德320 μg

下表为吸入激素每天常用剂量（μg）

药物	低剂量	中剂量	高剂量
二丙酸倍氯米松	200～500	500～1000	1000～2000
布地奈德	200～400	400～800	800～1600
丙酸氟替卡松	100～250	250～500	500～1000
环索奈德	80～160	160～320	320～1280

212.我住院期间为什么要静脉输注甲泼尼龙呢？

甲泼尼龙又叫甲强龙、甲基泼尼松龙，是人工合成的中效的糖皮质激素，具有强大的抗炎作用，同时还有免疫抑制的作用。可以治疗炎症性疾病、自身免疫性疾病、过敏性疾病，也可用于器官移植来防止排斥反应。哮喘患者发病时如果病情重，需要迅速缓解症状，常常需要静脉使用甲泼尼龙。我国哮喘防治指南2020版指出，中重度哮喘急性发作应尽早使用全身激素。口服激素吸收好，起效时间与静脉给药相近。但如果严重的急性发作患者或不宜口服激素的患者，可以静脉给药。推荐用法：甲泼尼龙80～160 mg/d，或氢化可的松400～1 000 mg/d分次给药。地塞米松因半衰期较长，对肾上腺皮质功能抑制作用较强，一般不推荐使用。

213.我哮喘发作时医生为什么让我口服强的松呢？

虽然哮喘治疗目前主要推荐吸入糖皮质激素联合β₂受体激动剂（ICS+LA-BA），但是，对于部分患者，急性发作时病情较重，或平时使用大剂量ICS+LABA仍不能有效控制的慢性重度持续性哮喘，可以附加小剂量口服激素（Oral corticosteroids，OCS）治疗。一般使用半衰期较短的激素（如强的松等），推荐采用每天或隔天清晨顿服给药的方式，以减少外源性激素对下丘脑–垂体–肾上腺轴的抑制作用。如果不能短期内停药，强的松的每日维持剂量最好≤10 mg，关于OCS维持治疗的疗程目前尚缺乏临床研究的证据。长期使用OCS可以引起骨质疏松症、高血压、糖尿病、下丘脑–垂体–肾上腺轴抑制、肥胖症、白内障、青光眼、皮肤变薄、肌无力等。对于伴有结核病、糖尿病、真菌感染、骨质疏松、青光眼、严重抑郁或消化性溃疡的哮喘患者，应慎重使用全身激素，如有不适，需要及时联系你的主管医生或呼吸科就诊。

214.治疗哮喘为什么一般不单独使用β₂受体激动剂？

首先，β₂受体激动剂的主要作用是扩张支气管，而哮喘的本质是慢性气道炎症，气道痉挛是炎症的结果，因此，单独使用支气管扩张剂，并不能有效控制哮喘。其次，长期使用β₂受体激动剂会引起受体下调，从而引起药物耐受，作用减弱，因此不能长期使用单一的β₂受体激动剂。再次，糖皮质激素能够从炎症的各个环节发挥强大的抑制作用，是治疗哮喘最为有效的药物；糖皮质激素联合β₂受体激动剂具有协同作用，不仅从哮喘的炎症机制方面进行治疗，还能够扩张支气管，缓解气道痉挛。而且使用糖皮质激素联合β₂受体激动剂能够有效避免受体下调出现的耐药现象。因此目前哮喘的治疗大多采用糖皮质激素联合β₂受体激动剂。

215.目前常用的吸入糖皮质激素联合β₂受体激动剂有哪些？

哮喘的治疗，各国指南性文件近年来都推荐联合吸入糖皮质激素和长效β₂

受体激动剂。这两者具有协同的抗炎和平喘作用，可获得相当于（或优于）应用加倍剂量吸入型糖皮质激素时的疗效，并可增加患者的依从性，减少较大剂量糖皮质激素引起的不良反应，尤其适合于中、重度持续性哮喘发作患者的长期治疗。主要包括：沙美特罗氟替卡松粉吸入剂和布地奈德福莫特罗粉吸入剂两种复方制剂产品。

216. 信必可都保是什么？

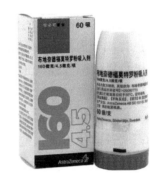

信必可都保是由阿斯利康公司生产的一种含有吸入糖皮质激素和长效β_2受体激动剂的复方制剂，其主要成分为布地奈德福莫特罗。适用于需要联合应用吸入皮质激素和长效β_2-受体激动剂的哮喘病人的常规治疗，吸入皮质激素和按需使用短效β_2-受体激动剂不能很好地控制症状的患者，或应用吸入皮质激素和长效β_2-受体激动剂症状已得到良好控制的患者。另外还适用于慢性阻塞性肺病（COPD）患者。针对患有COPD（FEV1≤预计正常值的50%）和伴有病情反复发作恶化的患者进行对症治疗，这些患者尽管长期规范地使用长效的支气管扩张剂进行治疗，仍会出现明显的临床症状。主要剂型有80 μg/4.5 μg/吸、160 μg/4.5 μg/吸和320 μg/9 μg/吸三种规格。

217. 如何正确使用信必可都保？

信必可都保是一种多剂量微量吸入器，当用都保吸药时，药粉就会被带到肺部，所以重要的是，经吸嘴吸药时一定要用力且深长地吸气。在首次使用前，需要对都保装置进行初始化。初始化时需要旋松并拔出瓶盖，确保红色旋柄在下方。拿直都保，左手食指和拇指握住都保中间部分，右手握住红色旋柄部分，向左旋转到底，再向右回旋到底。在此过程中会听到一次"咔哒"声。重复以上步骤一次即可完成初始化。完成初始化后都保使用方法如下：①旋松并拔出瓶盖，确保红色旋柄在下方；②拿直都保，左手食指和拇指握住都保中间部分，右手握住红色旋柄部分，向左旋转到底，再向右回旋到底，在此过程中会听到一次"咔哒"声；③呼气，注意不可对着吸嘴呼气；④轻轻地把吸嘴放在上下牙齿之间，双唇包紧吸嘴，用力用嘴深吸气，注意深深地平稳地吸入药物，切勿从鼻吸入；⑤将吸嘴从嘴部移开，屏气约5秒钟，然后呼气；⑥若处方中需要多次剂量，重复步骤②—⑤；⑦旋紧盖子，注意再不用旋红色旋柄；⑧吸完药物后，必须用水漱口并吐掉。

218. 舒利迭是什么？

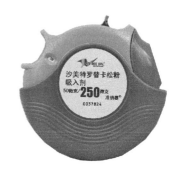

舒利迭是由葛兰素公司生产的一种含有吸入糖皮质激素和长效 β_2 受体激动剂的复方制剂，其主要成分为沙美特罗替卡松粉吸入剂。主要用于可逆性阻塞性气道疾病的常规治疗，包括成人和儿童哮喘。这可包括：①接受有效维持剂量的长效 β_2 激动剂和吸入型皮激素治疗的患者；②目前使用吸入型皮质激素治疗，但仍有症状的患者；③接受支气管扩张剂常规治疗，但仍然需要吸入型皮质激素的患者。主要剂型有50 μg/100 μg（沙美特罗/丙酸氟替卡松）、50 μg/250 μg和50 μg/500 μg三种剂型。

219. 如何正确使用舒利迭？

和信必可都保一样，舒利迭也是一种带有固定装置的药物，使用前必须要正确掌握使用方法。具体步骤如下：①打开外盖，用左手握住外壳，右手的大拇指放在拇指柄上，向外推动拇指直至盖子完全打开；②准备吸药，推开盖子后握住准纳器，使吸嘴对着自己，向外推滑动杆直至发出"咔哒"声，表明准纳器已做好吸药的准备；③呼气，把肺里的气呼干净，注意不可对着吸嘴呼气；④轻轻地把吸嘴放在上下牙齿之间，双唇包紧吸嘴，用力用嘴深吸气，注意深深地平稳地吸入药物，切勿从鼻吸入；⑤将准纳器从口中拿出，继续屏气约5～10秒钟，然后经鼻将气慢慢呼出，关闭准纳器外盖；⑥若处方中需要多次剂量，重复步骤②—⑤；⑦合上盖子，注意滑动杆会自动复位；⑧吸完药物后，必须用水漱口并吐掉。

220.舒利迭和信必可哪个好？

　　这两个药物都是目前哮喘主要的联合治疗药物，两者属于同类，都是长效支气管舒张剂联合吸入激素类型的。二者的区别在于：药物成分不同，舒利迭使用沙美特罗＋丙酸氟替卡松，信必可使用福莫特罗＋布地奈德。丙酸氟替卡松是目前国内抗炎活性最强的吸入激素，强于布地奈德；福莫特罗起效快于沙美特罗，因此信必可还可以用于哮喘急性发作期的治疗，使用舒利迭必须要配沙丁胺醇以防止在使用过程中出现哮喘急性发作。

221.我住院期间医生为什么要选用普米克令舒联合沙丁胺醇雾化吸入治疗？

　　普米克令舒为吸入用布地奈德混悬液，属于吸入糖皮质激素类药物，具有较强的抗炎作用，能够对抗哮喘的气道炎症。沙丁胺醇为短效 β_2 受体激动剂，能够迅速改善哮喘时气道痉挛状态。这两种药物联用，既从根本上控制哮喘的气道炎症，又能够迅速缓解症状，所以常常用于哮喘急性发作。另外，沙丁胺醇虽然起效迅速，能够改善气道痉挛，但使用时间较长会出现受体下调而引起疗效降低，联用普米克令舒后能够防止这种情况发生，且两者联用后还会起协同作用，起到1+1＞2的作用。因此，临床上常用这两种药物联合使用，除非是对其中一种过敏或不能耐受其副作用。

222.什么是白三烯调节剂？

　　哮喘是一种有多种细胞和细胞组分参与的气道慢性炎症反应，引起这类炎症反应的炎性介质主要是脂类炎性介质，如花生四烯酸代谢产物白三烯等。白三烯是一类重要的炎性介质，能增加嗜酸性粒细胞的游走，增加黏液分泌，增加血管通透性和气道壁水肿，导致支气管收缩。白三烯调节剂包括白三烯受体拮抗剂（LTRA）和5-脂氧化酶抑制剂，是ICS之外可单独应用的长期控制性药物之一，可作为轻度哮喘的替代治疗药物和中重度哮喘的联合用药。在我国主要使用LTRA，包括扎鲁司特、孟鲁司特和异丁司特等。LTRA可减轻哮喘症状、改善肺功能、减少哮喘的恶化，但其抗炎作用不如ICS。LTRA服用方便，尤其适用于伴有过敏性鼻炎、阿司匹林哮喘、运动性哮喘患者的治疗，该药物在我国临床应用已有20多年，总体是安全、有效的。但是最近美国FDA发出警示，使用白三烯受体拮抗剂时要注意出现精神症状的不良反应。

223.齐留通为什么能治疗哮喘？

齐留通是一种新型的选择性5-脂氧酶抑制剂，通过抑制脂氧酶而拮抗白三烯合成，由美国Abbott公司开发，并于1997年被FDA批准在美国上市。白三烯是花生四烯酸经脂氧酶途径合成的高活性炎症介质，在哮喘发病过程中起重要作用。齐留通的作用机理是通过抑制白三烯的合成来有效控制哮喘炎症的发展过程。作为抗哮喘病的全新类别药物，齐留通具有一定的气管保护、气管扩张和抗炎作用。在美国，由于该药疗效肯定，副作用小，已被美国正式收入国家哮喘教育和预防纲要，作为长期控制哮喘的治疗用药（目前被收入的品种有扎鲁司特和齐留通）。

224.孟鲁司特钠治疗哮喘的作用机制是什么？

白三烯是一种强效的炎症介质，由包括肥大细胞和嗜酸性粒细胞在内的多种细胞释放。其受体广泛分布于人体的气道（包括气道平滑肌细胞和气道巨噬细胞）和其他的前炎症细胞（包括嗜酸性粒细胞和某些骨髓干细胞）。白三烯与哮喘和过敏性鼻炎的发生发展有关。在哮喘中，白三烯介导的效应包括一系列的气道反应，如支气管收缩、黏液分泌、血管通透性增加及嗜酸性粒细胞聚集。在过敏性鼻炎中，过敏原暴露后的速发相和迟发相反应中，白三烯会增加鼻部气道阻力和鼻阻塞的症状。孟鲁司特钠对白三烯受体具有高度的亲和性和选择性，能有效地抑制白三烯与其受体结合，进而抑制白三烯所介导的气道炎症反应。

225.孟鲁司特钠能够单独使用吗？

根据我国哮喘防治指南2020版，孟鲁司特钠是目前除吸入激素（ICS）外唯一被推荐可以单用的长期控制药物。适用于：轻度持续的成人哮喘患者，尤其适用于同时患有过敏性鼻炎的哮喘患者、运动性哮喘及阿司匹林哮喘的患者，不能或不愿应用ICS吸入的患者，无法耐受ICS吸入带来不良反应的患者（如持续存在的声音嘶哑）等。

226.孟鲁司特钠的副作用有哪些?

孟鲁司特钠作为平喘药用于临床已经很长时间了，其耐受性与安全性比较好，副作用少，主要有：上呼吸道感染症状、鼻衄、肝脏嗜酸性粒细胞浸润、眩晕、嗜睡、感觉异常、癫痫、心悸、腹泻、消化不良、恶心、呕吐、肝功能异常等，有些有过敏反应，如血管性水肿、结节性红斑、瘙痒、皮疹、荨麻疹等。偶尔会有关节痛、肌痛、水肿、发热等。近年来有报道精神症状，包括攻击性行为或敌对性的兴奋、焦虑、抑郁、夜梦异常、幻觉、失眠、易激惹、烦躁不安、梦游、自杀的想法和行为（自杀）、震颤等，需要引起注意。

227.同样为白三烯受体拮抗剂，孟鲁司特钠和扎鲁斯特有什么区别呢?

这两个药物都是白三烯受体拮抗剂，主要作用基本相同，但也有细微差别。①扎鲁司特是第一个获美国FDA批准使用的白三烯受体拮抗剂，可有效缓解第1秒用力呼气容积（FEV1）在40%～75%预测值之间患者的哮喘症状。孟鲁司特钠是第三代白三烯受体拮抗剂。②孟鲁司特钠的半衰期短，约2.7～5.5小时，而扎鲁斯特约10小时。③孟鲁司特钠不受食物的影响，可进食时服用；扎鲁司特的吸收受食物影响较大，与食物同服生物利用度下降幅度可达40%，建议餐前1小时或餐后1小时服用。④适应证：孟鲁司特钠主要适用于哮喘的预防和长期治疗，减轻季节性过敏性鼻炎引起的症状；过敏性鼻炎病人可根据自身的情况在需要时服药，同时患有哮喘和季节性过敏性鼻炎的病人应每晚用药一次，扎鲁斯特主要适用于哮喘的预防和长期治疗。⑤阿司咪唑、咪达唑仑、阿普唑仑可致孟鲁司特钠代谢减慢，使其血药浓度升高；红霉素可使扎鲁司特血浆浓度降低约40%，茶碱可使血药浓度下降大约30%，与华法林合用能导致最大凝血酶原时间延长约35%。

228.孟鲁司特钠和曲尼司特有什么区别呢?

这两个药听起来有点像，都可以用于哮喘治疗，但还是有明显的区别的。①二者作用机制不同：孟鲁司特钠是白三烯受体拮抗剂，具有抗炎平喘作用，可阻滞强效炎症介质白三烯（LTC4，LTD4，LTE4）与I型白三烯（Cys LT1）受体的结合，发挥抗炎和舒张支气管的作用；曲尼司特属于一种新型抗变态反应药物，能稳定肥大细胞和嗜碱粒细胞的细胞膜，阻止脱颗粒，从而抑制组胺和5-羟色胺等过敏介质的释放，对支气管哮喘、过敏性鼻炎等疾病有一定的治疗作用，并有H1受体阻断作用，曲尼司特的作用强于色甘酸钠；此外，本品尚能抑制局部过敏坏死反应，降低血中IgE水平、抑制抗原抗体反应、减少外周血中嗜酸粒细胞的绝对计数，调节胶原合成代谢等作用。②临床地位不同：在过敏性鼻炎的治疗中，白三烯受体拮抗剂孟鲁司特钠为一线药物使用；曲尼司特属于抗过敏平喘药，为过敏性鼻炎治疗的二线药物，对缓解喷嚏、流涕和鼻痒症状有一定效果，但对鼻塞的改善不明显，而且起效较慢，主要作为预防用药使用，在哮喘的治疗中，白三烯受体拮抗剂孟鲁司特钠具有支气管扩张作用和抗炎作用，但其支气管扩张作用不及 β_2 受体激动药，抗炎作用不如吸入性糖皮质素（ICS），因此孟鲁司特钠不能代替 β_2 受体激动药用于哮喘的急救；ICS是控制哮喘的首选药物，白三烯受体拮抗剂可作为轻度哮喘的替代治疗药物和中重度哮喘的联合用药，曲尼司特在哮喘治疗中作用较弱，主要用于伴有变应性鼻炎的哮喘患者，但也被批准用于特应性皮炎、疤痕疙瘩的治疗。③用法用量不同：孟鲁司特钠不受食物的影响，可进食时服用；曲尼司特起效慢，在易发季节前半月服用，能起到预防作用。④副作用不同：孟鲁司特钠和曲尼司特一般耐受性良好，但需要特别警惕以下不良反应：孟鲁司特钠可引起精神系统紊乱，包括攻击性行为或敌对性，自杀的想法和行为（自杀）等；曲尼司特偶可引起膀胱刺激症状和肝功能异常。

229.吸入糖皮质激素能够联合白三烯调节剂吗？

吸入糖皮质激素是目前最为有效的控制哮喘药物，其作用机制与白三烯调节剂不同。二者联用，能够更好地减轻哮喘症状、改善肺功能、减少哮喘的恶化，并可减少夜间发作。白三烯受体拮抗剂联合吸入糖皮质激素可减少中至重度持续性哮喘者吸入糖皮质激素的剂量，并增强其抗炎作用，进而提高治疗的临床疗效。根据我国最新版哮喘防治指南，吸入糖皮质激素联合白三烯调节剂可用于哮喘的第三级治疗方案，适用于中重度持续性哮喘患者的治疗。

230.抗组胺药物为什么可以治疗哮喘？

抗组胺药可以拮抗组胺、白三烯和血小板活化因子及前列腺素等炎性介质，还可抑制肥大细胞、嗜酸粒细胞、嗜碱粒细胞及肺泡巨噬细胞等炎症细胞释放介质，而这些炎症细胞和炎症介质在哮喘的发生发展中起着重要作用，因此，使用抗组胺药物具有一定的平喘作用。根据我国最新版哮喘防治指南，能够用于哮喘治疗的抗组胺药物有氯雷他定、阿司咪唑、氮卓司丁、特非那丁，其他口服抗变态反应药物如曲尼司特、瑞吡司特等。由于抗组胺药物在哮喘治疗中作用较弱，主要用于伴有变应性鼻炎的哮喘患者，所以不建议长期使用抗组胺药物。

231. 酮替芬为什么能够用于哮喘治疗？

酮替芬属于肥大细胞或嗜碱粒细胞的过敏介质释放抑制剂，具有保护肥大细胞或嗜碱粒细胞的细胞膜的作用，使它们在变应原攻击下，减少膜变构，减少释放过敏活性介质的作用，故亦有肥大细胞膜保护剂之称。此药兼有变态反应性疾病的预防及治疗双重功能，并有较强的 H_1 受体拮抗作用，故亦可将之看作抗组胺药，它的 H_1 受体拮抗作用为氯苯那敏的10倍，且作用时间较长。还有抑制白三烯的功能，故除对皮肤、胃肠、鼻部变态反应有效外，对于支气管哮喘亦有较好的作用。但本药亦有一定的中枢抑制作用及抗胆碱能作用。主要适用于多种以IgE介导的变态反应性疾病，包括支气管哮喘、喘息性支气管炎、过敏性咳嗽、过敏性鼻炎、过敏性花粉症、过敏性结膜炎、急性或慢性荨麻疹、异位性皮炎、接触性皮炎、光敏性皮炎、食物变态反应、药物变态反应、昆虫变态反应等。对于由免疫复合物引起的血管炎型病变如过敏性紫癜等亦有一定疗效。由于本药起效缓慢，对于支气管哮喘的缓解作用一般需连续用药2~4周后方渐出现，因此一般用于哮喘的预防。

232. 色甘酸钠为什么能够用于哮喘治疗？

色甘酸钠与酮替芬相似，均为肥大细胞膜稳定剂，阻止肥大细胞脱颗粒，从而抑制组胺、5-羟色胺等过敏反应介质的释放，抑制嗜酸粒细胞、中性粒细胞和肺泡巨噬细胞的激活，具有抗气道变应性炎症的效应，但没有酮替芬的抗组胺与慢反应物质作用，对白细胞释放介质无抑制作用。其抑制过敏反应介质释放的作用，可能是通过抑制细胞内环磷酰苷磷酸二酯酶，致使细胞内环磷酰苷（cAMP）的浓度增加，阻止钙离子转运入肥大细胞内，从而稳定肥大细胞膜，阻止过敏反应介质的释放，主要适用于预防过敏性哮喘的发作，改善主观症状，增加患者对运动的耐受能力，对于依赖皮质激素的患者，服用本品后可使之减量或完全停用；慢性难治性哮喘的儿童，应用本品者大都部分或完全缓解，与异丙肾上腺素合用，较单用时有效率明显增高；但本品起效较慢，须连用数天后才能见效，如已发病，用药多无效。临床研究尚发现，色甘酸钠不仅对变态反应因素起主要作用的过敏性哮喘有效，对变态反应作用不明显的慢性哮喘也有效。用于过敏性鼻炎和季节性花粉症，能迅速控制症状，需要注意的是喷雾吸入可致刺激性咳嗽。对哮喘只起预防作用，提前并保持规律用药非常重要。本品对急性哮喘发作和哮喘持续状态无作用，停药时应逐渐减量，以预防因突然停药致哮喘复发。

233. 甲磺司特是什么？

甲磺司特是日本大鹏（Taiho）制药公司开发的选择性Th2细胞因子抑制剂，于1995年在日本上市。国内外研究表明它能够选择性抑制辅助性T细胞、抑制淋巴细胞、单核细胞和嗜酸性粒细胞向血管外迁移，减轻气道嗜酸性粒细胞炎症，减少炎性介质IL-4、IL-5、IL-13和IFN-γ等的产生，降低血清组胺、嗜酸粒细胞阳离子蛋白和IgE水平，降低气道高反应性，阻断单核细胞向树突状细胞（DC）的分化、成熟，并增加了DC1/DC2的比例，促使Th1反应增强；同时抑制特异性IgE抗体介导的肥大细胞脱颗粒和炎性介质释放，降低哮喘患者的症状评分、改善肺功能、减少β_2受体激动剂的用量，并具有"节约激素"的作用。它主要用于治疗支气管哮喘、过敏性鼻炎、变应性皮炎和嗜酸粒细胞增多综合征等疾病。该药为口服制剂，安全性好，主要副作用有胃部不适、腹泻，部分患者可有头痛、困倦等。需要注意的是甲磺司特与糖皮质激素及β_2受体激动剂不同，对于已经出现的发作以及症状，无法迅速减轻，为此应当对患者进行充分的说明，患者应用本品期间，如果出现了支气管哮喘的急性发作，必须要及时给予支气管扩张剂或者是糖皮质激素等药物，特别是长时间使用糖皮质激素疗法的患者，可以在医生的指导下改用本品进行治疗，但激素减量期间需要进行密切的观察，且要缓慢地进行，出现任何的不良反应，都需要多加注意，进行相应的处理。

234.什么是IgE?

IgE，又称为免疫球蛋白E，是由花粉、尘螨等抗原性物质进入人体后刺激B淋巴细胞转化为浆细胞，产生的能与相应抗原发生特异性结合的免疫球蛋白。IgE主要由呼吸道和消化道黏膜固有层的浆细胞产生，对嗜碱性粒细胞和肥大细胞具有高度亲和性，而这两种细胞与I型变态反应有关，在哮喘的发生发展中起着重要作用。过敏体质或超敏患者，血清中IgE明显高于正常人，故IgE在血清中含量过高，常提示过敏体质或I型变态反应的存在。

235.为什么抗IgE能够治疗哮喘?

过敏性哮喘是一类由花粉、动物皮屑、尘螨等过敏原引发的以特异性免疫球蛋白IgE水平升高为主要特征的慢性过敏性疾病，是哮喘中最主要的类型，全球哮喘患者中约70%为过敏性哮喘患者。在哮喘的发生发展中IgE起着举足轻重的作用。早在20世纪90年代初期，就有人提出抗IgE抗体能够治疗变态反应性疾病的观点。2003年抗IgE抗体——奥马珠单抗上市，标志着抗IgE治疗的开始。后面的研究证实，使用奥马珠单抗，能够有效降低血清游离IgE水平，竞争性地阻断游离IgE与其受体结合，抑制炎症反应的扩大。奥马珠单抗还可以下调嗜碱性粒细胞、肥大细胞表面的IgE受体水平，阻止上述细胞的激活及炎症介质的释放，继而降低过敏性哮喘发作的可能，改善哮喘症状。

236.哪些人适合抗IgE治疗?

根据我国过敏性哮喘诊治指南（2019年，第一版），建议抗IgE治疗适用对象主要为确诊为中重度哮喘的患者：符合中国《支气管哮喘防治指南（2016年版）》诊断标准的成人（≥18岁）或青少年（12～18岁），以及符合《儿童支气管哮喘诊断与防治指南（2016版）》诊断标准的儿童（6～12岁）的中重度哮喘患者。对明确诊断为过敏性哮喘、血清IgE明显升高并排除其他引起IgE升高的疾病、合并其他过敏性疾病，如过敏性鼻炎、荨麻疹的患者，若需求强烈、经济条件许可，其适应证可放宽至第3级治疗。在2020版的全球哮喘防治创议（GINA）难治性哮喘和重症哮喘的指南中指出，经吸入高剂量激素联合长效β_2受体激动剂后哮喘控制不良或仍有急性发作的患者，具有过敏性炎症或嗜酸粒细胞性炎症的指标，或需要口服激素维持治疗的患者可以选用抗

IgE治疗，但选择时需要考虑到患者的经济承受能力及可能达到的疗效等因素。

237. 抗IgE治疗的方法和疗程?

抗IgE治疗应该由专业医务人员进行，医生会根据病人的体重和血清总IgE水平确定剂量和给药间隔，每2周或4周皮下注射一次，具体剂量根据奥马珠单抗产品说明书中提供的剂量表来确定。我国批准的奥马珠单抗说明书中，用于计算剂量的患者基线血清总IgE水平为30～1500 IU/mL。对总IgE>1500 IU/mL或<30 IU/mL者，尚未获得推荐给药剂量数据，不建议使用奥马珠单抗。哮喘治疗需要长期用药，起始剂量为150～300 mg，然后根据治疗效果调整用药。奥马珠单抗应至少使用12～16周后根据治疗效果决定是否继续使用，治疗效果好的病人可以继续使用，如无明显改善，则停止继续使用奥马珠单抗，如哮喘控制良好，可延长使用间期或逐渐停止使用。部分患者可以在长期抗IgE治疗后停药并维持良好控制状态。

238. 使用奥马珠单抗治疗多长时间才能看到疗效?

哮喘这种疾病个体差异很大，在临床实践中部分患者可能在很短的时间内（1周内）就感受到疗效，如胸闷、咳嗽、喘息等的改善，也有部分患者需要更长时间才能感受到疗效。中国过敏性哮喘诊治指南指出至少经过12～16周的治疗后再全面评判其疗效，因此，使用奥马珠单抗不能急于求成，需要坚持用药至少3个月才能进行疗效评价。

239. 抗IgE治疗能根治哮喘吗?

就目前的医学水平来说，哮喘仍然是一种不能根治的疾病，无论采用何种治疗，哮喘都是无法治愈的。因此，治疗哮喘的目的是实现症状的控制（无日间和夜间症状，无哮喘急性发作，恢复正常生活和活动）以及降低哮喘带来的风险（减少急性发作，减少气流受限情况，减少药物不良反应）。严格遵从医嘱，通过科学规范的抗哮喘治疗是可以达到完全控制的。真正的难治性哮喘或顽固性哮喘是非常少的，因此，治疗哮喘需要树立战胜疾病的信心，严格遵从医嘱，坚持用药，争取达到哮喘的完全控制。

240.抗 IgE 治疗可以要宝宝吗?

妊娠期间哮喘控制不佳,反复发作可能对孕妇和胎儿有不良影响,如导致胎儿发育不良、早产、流产等。因此对于准备受孕的女性,建议应进行规范治疗,力求达到哮喘完全控制、病情稳定后方开始受孕。抗 IgE 治疗的总体安全性良好。现有的动物研究数据显示,使用奥马珠单抗对生育力无影响,也没有发现遗传毒性作用。抗 IgE 药物的半衰期平均为 26 天,这意味着停药约 5 个月以后才从人体基本清除完毕。因此,对于准备受孕的中重度过敏性哮喘女性,如果控制不佳则可以使用抗 IgE 药物治疗,待哮喘控制后才可以考虑准备怀孕计划。奥马珠单抗可通过胎盘屏障,尚不确定对胎儿是否有潜在伤害,除非确实必须,否则怀孕期间不应使用。还不清楚抗 IgE 治疗是否分泌至人乳汁中,哺乳期间不应使用抗 IgE 治疗。

241.抗 IgE 治疗后如果停药还会复发吗?

哮喘是一种慢性气道炎症性疾病,其发病机制与遗传及环境因素均有关系。从目前的医疗水平来说,哮喘还不能根治。因此,不管使用何种药物或治疗手段,包括抗 IgE 治疗在内,停止治疗后仍不能避免哮喘的复发。

242.使用抗 IgE 治疗后为什么化验检查血液中 IgE 仍然高于正常呢?

抗 IgE 药物可以和游离 IgE 结合,因此降低的是游离 IgE 水平,阻断 IgE 和效应细胞受体结合后介导的过敏反应。抗 IgE 治疗后降低的游离 IgE 水平一般在停药 16 周后回升。目前医院检测的 IgE 为总 IgE 水平,无法检测出单纯的游离 IgE 水平。由于奥马珠单抗与 IgE 的结合物半衰期变长,所以抗 IgE 治疗期间如果监测总 IgE 水平一般是升高的,且治疗中止一年内总 IgE 仍维持较高水平。

243.抗 IgE 治疗会产生依赖性吗?

在哮喘治疗中所谓的药物依赖主要是指用药后症状好转而停药后再次复发的现象。这并不是对某种药物产生依赖,而是由于引起哮喘发作的诱发因素没有去除,停止治疗后导致哮喘再次发作。有研究证实,如哮喘控制不良,反复发作，会发生气道重塑，导致不可逆性气流受限，从而加重病情，甚至出现肺心病等并发症。没有数据显示，奥马珠单抗会产生依赖性或影响其他药物的疗效。因此在哮喘治疗中应遵医嘱，根据哮喘控制情况，以确定是否继续用药或停药，尽量避免随意停药或中断治疗。

244. 使用奥马珠单抗治疗有哪些副作用？

总体来说，使用奥马珠单抗非常安全，12岁以上（包括12岁）成人和青少年患者临床试验期间，最常见不良反应为头痛和注射部位不良反应，包括注射部位疼痛、肿胀、红斑和瘙痒。6~12岁儿童临床试验中，最常见的不良反应为头痛、发热和上腹痛。这些反应多为轻度或中度。

245. 白介素4有什么作用？

白细胞介素是一类具有复杂调节作用的细胞因子。最初是由白细胞产生又在白细胞间发挥作用，所以叫做白细胞介素，简称白介素，并一直沿用至今。白细胞介素在传递信息，激活与调节免疫细胞，介导T、B细胞活化、增殖与分化及在炎症反应中起着重要作用。白细胞介素-4（白介素-4，Interleukin-4，IL-4）是Ⅱ型辅助性T淋巴细胞（Th2细胞）分泌的细胞因子。IL-4的主要作用，包括刺激活化B细胞和T细胞增殖、CD4$^+$T细胞分化成Th2细胞。它也在调节体液免疫和适应性免疫中起着关键作用。IL-4诱导B细胞抗体类别转换向IgE，参与2型免疫反应，在哮喘的发生发展中起着重要作用。

246. 为什么抗白介素4受体抗体能够治疗哮喘？

IL-4通过诱导释放促炎症因子和促嗜酸粒细胞聚集的细胞因子协调局部组织炎症，在炎症和自身免疫性疾病，特别在哮喘过敏性气道炎症、气道高反应性及气道重构中发挥了重要作用。嗜酸粒细胞是重要的炎性细胞，在哮喘患者气道中聚集大量嗜酸粒细胞，嗜酸粒细胞浸润程度与哮喘的严重程度有关。研究发现嗜酸粒细胞的增多主要通过IL-5依赖机制和非IL-5依赖机制，而IL-4是非IL-5依赖机制中重要的炎症因子之一。大量的研究已经证实，IL-4是哮喘中的重要调节因子，因此阻止IL-4合成或拮抗IL-4生物学活性对治疗哮喘有一定作用。目前，应用于哮喘靶向治疗研究的IL-4拮抗剂主要有IL-4可溶性受体、IL-4突变体及抗IL-4单克隆抗体，它们都能通过阻断IL-4信号通路，来控制促炎性因子在气道积累，而达到治疗哮喘的目的。目前用于临床的是赛诺菲公司生产的度匹鲁单抗（dupilumab）。

247.哪些情况可以使用度匹鲁单抗？

根据最新版全球哮喘防治创议难治性重症哮喘指南，对于12岁以上的重症嗜酸粒细胞性或2型哮喘患者，可使用度匹鲁单抗200 mg或300 mg，皮下注射，每2周一次；对于依赖口服激素的重症哮喘或合并中重度特应性皮炎的哮喘患者，使用度匹鲁单抗300 mg皮下注射，每2周一次。

248.白介素5有什么作用？

IL-5能促进嗜酸性粒细胞的髓细胞增殖和分化，同时能促进嗜酸性粒细胞脱颗粒，还能延长酸性粒细胞生物周期，有研究证实，IL-5对嗜酸性粒细胞浸润支气管哮喘患者的气道具有直接的趋化和激活作用。在趋化运动过程中，IL-5对嗜酸性粒细胞具有选择性趋化作用。IL-5还能增强PAF（血小板聚集因子）和LTB4（白三烯B4）对嗜酸性粒细胞的趋化作用。PAF和LTB4均为嗜酸性粒细胞放的化学介质，这两种介质均有趋化刺激嗜酸性粒细胞脱颗粒和产生氧自由基的作用，从而参与哮喘的发病过程，收缩气道平滑肌，促进黏液分泌，增加血管通透性，趋化嗜酸性粒细胞浸润。目前认为IL-5是最重要的嗜酸性粒细胞活化因子之一。

249.白介素5抗体和白介素5受体抗体为什么能够治疗哮喘？

正是由于IL-5在哮喘发病中的重要作用，从理论上讲，可通过影响IL-5合成、分泌，抑制IL-5受体激活以及宿主IL-5受体信号传导等环节来治疗哮喘。虽然IL-5抗体治疗哮喘有一定疗效，但因存在免疫反应等问题，临床应用也有其局限性，并且它只减少已产生的IL-5含量，而不能从根本上抑制或阻断IL-5合成。目前用于临床的有葛兰素史克公司研发的IL-5抗体美泊利单抗（mepolizumab）和梯瓦公司（TEVA）研发的IL-5抗体瑞丽珠单抗（reslizumab），以及阿斯利康公司研发的IL-5受体抗体贝纳利珠单抗（benralizumab）。

250.如何使用IL-5抗体及IL-5受体抗体治疗?

根据最新版全球哮喘防治创议难治性重症哮喘指南,对于12岁以上重症嗜酸粒细胞性或2型炎症性哮喘患者,美泊利单抗100 mg,皮下注射,每4周一次。贝纳利珠单抗30 mg,皮下注射,每4周一次,使用3次后改为每8周一次。年龄大于18岁的患者,可使用瑞丽珠单抗3 mg/kg,静脉输注,每4周一次。

251.阿奇霉素能够用于哮喘治疗吗?

最新版的我国支气管哮喘防治指南和全球哮喘防治创议均推荐,在哮喘第五级治疗中可以加用阿奇霉素(每周3次),但需要注意的是这是一种超说明书适应证的使用。在中高剂量ICS+LABA治疗下仍有持续哮喘症状的患者,口服阿奇霉素治疗可减少哮喘的急性发作和改善患者生活质量。但要注意药物的不良反应,如常见的腹泻、Q-T间期延长、听力下降等。在开始治疗之前,有必要进行痰液检查以排除非典型结核分枝杆菌感染,阿奇霉素治疗也可能增加个体和群体的致病菌耐药概率,使用时需权衡利弊。除了阿奇霉素以外,同一类型的药物还有罗红霉素、克拉霉素等。

252.什么是变应原特异性免疫疗法?

变应原特异性免疫治疗(Allergen specific immunotherapy,AIT或ASIT)又称为脱敏治疗,是指在明确导致过敏性疾病主要变应原的基础上,让患者反复接触逐渐增加剂量的变应原提取物(标准化变应原制剂),使机体免疫系统产生对此类变应原的耐受性,从而控制或减轻过敏症状的一种治疗方法。作为一种"对因治疗",世界卫生组织称其为"唯一"可阻断或逆转过敏性疾病自然进程的疗法,其疗效体现在早期疗效(完成起始治疗后即显效)、持续疗效(治疗过程中疗效)、长期疗效(疗程结束后持续疗效)和预防疗效(防止由鼻炎发展至哮喘、预防出现新的过敏原)。

253.脱敏治疗的适应证有哪些?

参考我国《变应性鼻炎诊断和治疗指南》、全球变态反应与哮喘欧洲协会2010版《AIT治疗过敏性鼻炎和哮喘袖珍指南》等,推荐过敏性哮喘AIT的适应证如下：①患者的临床症状与过敏原关系密切，且无法完全避免接触过敏原；②患者的临床症状是由单一或少数过敏原引起的；③不愿意接受长期药物治疗的患者；④药物治疗引起明显不良反应的患者。

254.脱敏治疗的禁忌证有哪些？

过敏性哮喘AIT的禁忌证有：①严重未控制的哮喘（FEV1<70%）；②正在使用β受体阻滞剂或血管紧张素转化酶（ACE）阻滞剂或单胺氧化酶抑制剂；③合并其他严重疾病，如未控制的心血管疾病、活动性肺结核、患有免疫性疾病（自体免疫病、抗原抗体复合物所致的免疫病、免疫缺陷等）及恶性肿瘤；④依从性差或有严重心理障碍，或无法理解治疗的风险性和局限性。

255.脱敏治疗时需要注意些什么？

脱敏治疗时需要注意的事项有：急性感染或其他疾病引起的发热（≥38.5℃）应在感染控制、温度正常后开始AIT。哮喘急性发作应在恢复至慢性持续期再开始AIT。至今无证据显示特异性免疫治疗有致畸作用，但在剂量增加阶段存在过敏性休克和流产等风险，因此在妊娠或计划受孕期间不主张开始特异性免疫治疗；如妊娠前已接受治疗并耐受良好，则不必中断治疗。

256.支气管哮喘能吃中药吗？

中医的发展已有数千年的历史，在治疗咳嗽、气短等症状方面具有丰富的经验。支气管哮喘属于中医哮证的范围，哮证可以分为冷哮、热哮、风痰哮，还有寒包热哮、虚哮等。根据不同证型可选用不同的方剂，如冷哮可以选用射干麻黄汤加减制裁，该方出自《金匮要略》，含有射干、麻黄、紫菀、冬花、细辛等药物，治疗哮证效果非常好。热哮可选用定喘汤治疗；风痰哮选用三子养亲汤加减化裁；寒包热哮选用小青龙汤加石膏或者大青龙汤，宣泄肺热；虚哮选用七味都气丸，还有平喘固本汤，标本兼顾。在临床缓解期，根据辨证，哮喘可分为肺虚、脾虚、肾虚等证型，通过补肺益气，健脾益肾等，均可以达到增强体质、巩固疗效、预防急性发作的作用。可选用玉屏风散、生脉饮、香砂六君子汤、七味都气丸、金匮肾气丸等加减变化。总而言之，中医治疗讲究的是辨证论治，需要根据不同证型，选择合理的治疗，同样也可以达到理想的哮喘控制。如果不讲究辨证，随意用药，可能会适得其反。

257.治疗支气管哮喘的中成药有哪些?

可以用来治疗支气管哮喘的中成药非常多，这里仅选择一些比较常用介绍如下。①喘舒片：这是一种中西结合的药物，主要成分有黄芩、大黄、升华硫以及盐酸克伦特罗。其中黄芩具有清热作用，大黄和升华硫具有降气平喘作用，克伦特罗是西药β_2受体激动剂，能够缓解支气管痉挛，其功效主要有顺气、化痰、平喘、温肾的功效，主要适用于呼吸道疾病，对于像支气管哮喘、慢性支气管炎、甚至是肺气肿，都有较好的平喘效果，尤其是对于喘息性气管炎，喘舒片镇静、定喘的效果很好，但是本身是运动员以及患有甲亢的患者不宜使用，成人一次2片，一天三次，小儿酌情减量。②哮喘片：主要成分是麻黄、罂粟壳、桔梗和甘草。有松弛支气管平滑肌的功效，主要适用于治疗慢性支气管炎和支气管哮喘，暂时还没有发现什么副作用，正常情况下成人用量都是一天三次，一次1-2片。③如意定喘丸：主要成分有地龙、洋金花、紫菀、天冬、葶苈子、百部、黄芪、石膏、白果、蛤蚧、麦冬、远志、蟾酥等，具有补气、润肺养阴、化痰止咳、平喘的功效，适用于治疗肺气虚、阴虚引起的支气管哮喘、虚劳久咳，以及可以治疗肺气肿、肺心病等病症，但是孕妇和运动员是不建议服用的，而且其他人服药期间要忌辛辣、烟酒等。④固肾定喘丸：主要成分有砂仁、熟地黄、车前子、肉桂、附片、泽泻、金樱子、益智仁、牛膝、牡丹皮、补骨脂、茯苓等，具有温肾、行气、健脾、利水的功效，适用于脾肾虚、气虚导致的慢性支气管炎、支气管哮喘、肺气肿等疾病，以及对于老人的虚喘也有一定的治疗效果；对于哮喘的情况，在有发病征兆之前服用，可以起到预防作用，也能预防久咳的复发，一般15天是一个疗程。⑤海珠喘息定：主要成分有防风、蝉蜕、珍珠粉、天花粉、冰片、胡颓子叶、甘草、盐酸氯喘以及盐酸去氯羟嗪等，有祛痰、止咳、镇静平喘的功效，适用于治疗慢性支气管炎以及支气管哮喘等病症，一般情况下是一天服用三次，一次2-4片，服药期间忌饮食辛辣、刺激、生冷、油腻，但如果是本身患有甲亢、高血压或者是心律不齐的患者，就不适宜服用此药。⑥珠贝定喘丸：主要成分有川贝母、紫苏油、细辛、珍珠、猪胆粉、肉桂油、人参、人工牛黄、琥珀、五味子、陈皮、氨茶碱、盐酸异丙嗪等，具有理气、化痰、镇咳平喘、补肾的功效，适用于慢性支气管炎、支气管哮喘等病症，像长期的呼吸道疾病引起的久咳、痰喘等症状，通过服用珠贝定喘丸都能起到很好的平喘止咳效果；成人是一次6丸，一天三次；小孩11～12岁一次5丸，9～10岁一次4丸，7～8岁一次3丸，5～6岁一次2丸，3～4岁一次1丸。⑦支气管炎丸：主要成分有地龙、矮地茶、酒黄芩、甘草、盐酸麻黄碱等，具有清热、化痰、止咳平喘的功效，适用于治疗喘息性慢性支气管炎；但是如果本身对麻黄碱过敏的人群就不能服用，冠心病、高血压、甲亢患者也不能服用，只有糖尿病和青光眼患者需要小心使用，最好有专业医师指导。⑧百合固金汤：主要成分为熟地、生地、归身、白芍、甘草、桔梗、玄参、贝母、麦冬、百合，为补益剂，具有滋养肺肾，止咳化痰的作用，主要用于肺肾阴亏，虚火上炎证，临床常用于治疗肺结核、慢性支气管炎、支气管扩张咯血、慢性咽喉炎、自发性气胸等属肺肾阴虚、虚火上炎者；哮喘患者如具有咳嗽气喘，痰中带血，咽喉燥痛，头晕目眩，午后潮热，舌红少苔，脉细数等肺肾阴虚的症候时可以选用。⑨降气定喘丸：主要成分有麻黄、葶苈子、紫苏子、桑白皮、白芥子、陈皮等组成，具有降气定喘，除痰止咳的功效，用于慢性支气管炎，支气管哮喘，咳嗽气促等症。⑩二母安嗽丸：主要成分有知母、罂粟壳、款冬花、苦杏仁、浙贝母、玄参、麦冬、紫菀、百合等，具有清肺化痰，止咳定喘的作用，主要用于虚劳久嗽，咳嗽痰喘，骨蒸潮热，音哑声重，口燥舌干，痰涎壅盛；支气管哮喘患者如经久不愈，痰多咳喘，属于肺热痰喘者可以选用。

需要注意的是，中药讲究的是辨证论治，使用时需要分清楚寒热虚实，只有对证了才会有效果，不能按照药物字面意思去使用，最好在有经验的中医师指导下使用。

258.蛤蚧定喘丸可以用来治疗哮喘吗？

蛤蚧定喘丸出自《全国中药成药处方集》（天津方），主要由生蒌仁、生紫菀、麻黄、鳖甲（醋制）、黄芩、甘草、麦冬、黄连、百合、炒苏子、生石膏、杏仁、煅石膏、蛤蚧（用尾）等药物组成，具有滋阴清肺，止嗽定喘之功效；主治虚劳久嗽，年老哮喘，气短作烧，季节举发，胸满郁闷，自汗盗汗，不思饮食，临床常用于慢性支气管炎、支气管哮喘、肺结核等属肺肾阴虚、痰热阻肺者。因此，对于支气管哮喘患者辨证属于肺肾阴虚者可以选用。

259.苏黄止咳胶囊可以用来治疗哮喘吗?

　　苏黄止咳胶囊主要成分为麻黄、紫苏叶、地龙、蜜枇杷叶、炒紫苏子、蝉蜕、前胡、炒牛蒡子、五味子等,具有疏风宣肺、止咳利咽的作用,用于风邪犯肺、肺气失宣所致的咳嗽、咽痒、痒时咳嗽,或呛咳阵作,气急、遇冷空气、异味等因素突发或加重,或夜卧晨起咳剧,多呈反复性发作,干咳无痰或少痰,舌苔薄白等,临床用于感冒后咳嗽,咳嗽反复发作及咳嗽变异型哮喘符合上述症候者,感冒后咳嗽及咳嗽变异型哮喘见上述症候者。因此,对于咳嗽变异性哮喘患者可以选用苏黄止咳胶囊治疗。

260.寒喘丸可以用来治疗哮喘吗?

　　寒喘丸主要成分为清半夏、大枣(去核)、麻黄、射干、细辛、款冬花、紫菀、五味子(酒制)、干姜等组成,具有止嗽定喘,发散风寒的作用,用于咳嗽痰盛,哮喘不止,咽喉不利,夜卧不宁。哮喘患者如因风寒感冒所诱发,具有畏寒、咳痰白黏等症状,属于寒哮证者可以使用。

261.补肺丸可以用来治疗哮喘吗?

　　补肺丸主要成分为熟地黄、党参、黄芪(蜜炙)、桑白皮(蜜炙)、紫菀、五味子等组成,具有补肺益气,止咳平喘等作用,可用于肺气不足,气短喘咳,咳声低弱,干咳痰黏,咽干舌燥等症状。支气管哮喘患者如经久不愈,活动后气短,出现肺肾气虚的症候时可以选用。

262.秋梨润肺膏可以治疗哮喘吗?

　　秋梨润肺膏是一种治疗咳嗽的常用中成药,主要成分有梨、百合、麦冬、川贝母、款冬花等,其中梨、百合、麦冬均为滋阴润肺的作用,百合还具有敛肺功效。因此,秋梨润肺膏具有润肺止咳、生津利咽的作用,主要适用于阴虚肺热引起的咳嗽气短、痰少质稠、咽喉干燥、喉咙疼痛及声音嘶哑等症候,在服药过程中避免辛辣刺激的食物,应该以清淡饮食为主。对于支气管哮喘具有肺阴虚症候者作用较好,对于不明原因的咳嗽,一般需要寻找病因,只有针对病因才能有效治疗,而不是单纯的止咳治疗,反复咳嗽或者咳嗽的时间比较长，需要到医院进行进一步的检查。

263.支气管热成形术对哮喘的作用如何？

支气管热成形术是哮喘的一种非药物治疗方法。具体操作为：局部麻醉，在患者充分镇静和镇痛的情况下，在支气管镜室或者手术室进行操作。先将支气管镜从病人的口腔或者鼻腔处插入支气管中，然后在支气管镜里插入一根带射频装置的导管，这根导管的末端有一个电极，将这根导管放置在指定部位，通常是肺叶、段或者亚段的支气管处，到达指定部位后，张开电极，使电极与支气管壁充分接触，这时射频装置中的射频器激活，射频波通过电极传导，能使气道壁的平滑肌加热，通过射频分解掉一些肌肉组织，当达到一定的射频时间以后，电极复位，然后到达另一部位再次激活进行治疗。支气管热成形术主要用于主支气管远端和直径≥3mm的所有可到达的气道。对于重症或难治性哮喘患者来说，在使用目前支气管哮喘防治指南上推荐的所有药物后，仍然无效的情况下，应用支气管热成形术能明显减少哮喘的急性发作，改善哮喘的控制水平。因此支气管热成形术适用于药物治疗无效的顽固性哮喘。

第三部分　治疗方案

264.支气管哮喘为什么要规范治疗？

支气管哮喘是一种慢性气道炎症性疾病，它的特点就是反复发作。如果哮喘患者得到规范的治疗，其症状可完全消失，过上正常人的生活。但是如果治疗不规范，长期未能得到良好控制，则可能会发生气道重塑，导致气流受限出现不可逆转的情况，进而会出现慢性阻塞性肺疾病、肺动脉高压、肺心病、呼吸衰竭等严重并发症，从而影响患者的寿命。因此，建议哮喘患者在临床医生的指导下进行长期规范治疗，尽量避免自行停药或减药。

265.今天刚检查出哮喘，应该采用什么方案治疗比较好？

诊断哮喘后具体用何种方案，需要根据你的症状、病情轻重、发作频度、有无未来急性发作的危险因素等情况而定。根据我国最新版的哮喘防治指南的规定：①如果哮喘症状不频繁，少于每月2次，首选初始治疗方案为按需使用低剂量ICS联合福莫特罗，在这里，按需使用就是在有哮喘症状，如胸闷、喘息、咳嗽等时，使用低剂量的吸入糖皮质激素联合福莫特罗，如阿斯利康公司所生产的信必可（布地奈德福莫特罗气雾剂）160/4.5 μg，一次一吸，一天2次，如果中间仍有症状，可以加用一吸，但全天不超过8吸，吸完药后需要漱口；其他方案可选短效 β_2 受体激动剂如沙丁胺醇气雾剂，但必须同时联合使用ICS。②如果哮喘症状频繁，每月2次或2次以上，或需要使用缓解药物者，首选方案为规律使用ICS，在需要时使用短效 β_2 受体激动剂如沙丁胺醇气雾剂，也可以按需使用低剂量的吸入糖皮质激素联合福莫特罗；其他方案可选用白三烯受体调节剂如孟鲁司特钠、扎鲁斯特等，但疗效不如ICS。③如果哮喘发作比较频繁，一月中大多数时间均有症状，或出现每周1次或一次以上因哮喘发作而影响睡眠，特别是存在任何危险因素时，首选ICS联合长效 β_2 受体激动剂如信必可 160/4.5 μg，其次还可以选择按需使用短效 β_2 受体激动剂沙丁胺醇等，但必须同时联用ICS；另外还可以选择中等剂量的ICS联合短效 β_2 受体激动剂。④初始哮喘就表现为严重未控制的哮喘，或伴有急性发作者，首选短期使用口服糖皮质激素及开始规律使用控制性药物，也可采用高剂量ICS或中等剂量ICS联合长效 β_2 受体激动剂。

266.哮喘的阶梯治疗方案是什么？

哮喘是一种慢性气道炎症性疾病，需要长期用药治疗，为了规范哮喘治疗，减少药物不良反应，提高疗效，全球哮喘防治创议和我国哮喘防治指南均制定了哮喘的阶梯治疗方案。在我国，哮喘的阶梯治疗方案分为5级，分别针对不同病情严重程度和控制状况的患者。作为优选方案可以获得更好的症状控制、更好的安全性、更低的费用负担以及更低的急性发作风险。但在制定治疗方案时需要考虑具体个体因素，如：患者哮喘的临床表型、可能的疗效差异、患者的喜好、吸入技术、依从性、经济能力和医疗资源等实际状况。

267.哮喘的第一级治疗是什么？适用于哪些人群？

哮喘的第一级治疗是最低水平的治疗方案，仅适用于偶尔有短暂的白天症状（每月少于2次，每次持续数小时），症状轻微，没有夜间症状，无急性发作风险，肺功能正常的患者。①推荐治疗方案：按需使用低剂量吸入糖皮质激素（ICS，如布地奈德、氟替卡松等）+福莫特罗吸入剂（信必可160/4.5 μg）；②其他治疗方案：吸入低剂量ICS和按需吸入SABA（短效 β_2 受体激动剂如沙丁胺醇）；③不推荐：吸入抗胆碱能药物（如异丙托溴铵）、口服SABA或短效茶碱，这些药物也能缓解哮喘症状，但起效慢，口服SABA和茶碱不良反应比较多，快速起效的LABA，如福莫特罗能够和SABA一样能迅速缓解哮喘症状，需要注意的是在实施这个方案时需要考虑到患者的喜好、吸入技术、依从性、经济能力和医疗资源等实际状况。

268.哮喘的第二级治疗是什么？适用于哪些人群？

哮喘的第二级治疗是使用低剂量控制性药物加按需使用缓解药物。①推荐治疗方案：低剂量ICS加按需使用缓解药物，按需使用就是指出现症状时使用，而在没有症状时可仅使用ICS，低剂量ICS+福莫特罗按需使用可以作为第2级哮喘治疗的首选方案之一，运动性哮喘患者也可在运动前加用；②其他治疗方案：白三烯受体调节剂孟鲁司特钠等可用于不能够或不愿意接受 ICS 治疗、对ICS不良反应不能耐受，或合并过敏性鼻炎、咳嗽变异性哮喘、运动性哮喘、阿司匹林以及药物诱发的哮喘初始治疗，但其作用比ICS弱。对于单纯的季节性哮喘（如对花粉过敏），可在症状出现时立即开始ICS治疗，持续到花粉季节结束后4周。

269.哮喘的第三级治疗是什么？适用于哪些人群？

哮喘的第三级治疗是使用低剂量ICS联合长效 β 受体激动剂：①推荐治疗方案：低剂量ICS+LABA复合制剂作为维持治疗，低剂量ICS+福莫特罗按需治疗或SABA按需治疗，糠酸氟替卡松维兰特罗可以1次/天吸入给药，在相同剂量的ICS基础上联合LABA，能够更有效地控制症状、改善肺功能、减少急性发作的风险。②其他治疗方案：增加ICS至中等剂量，但疗效不如联合LABA，或低剂量ICS联合LTRA或缓释茶碱或甲磺司特。

270.哮喘的第四级治疗是什么？适用于哪些人群？

哮喘的第四级治疗方案是使用中等剂量的ICS联合长效 β 受体激动剂：①

推荐治疗方案：中等剂量ICS+LABA维持治疗；②其他治疗方案：高剂量ICS加吸入噻托溴铵，6岁以上的哮喘患者，联合噻托溴铵软雾剂吸入治疗，可以改善肺功能和延长需要口服激素治疗的急性发作出现时间。如果采用中等剂量ICS+LABA控制不佳，可以考虑增加一种控制性药物，如LTRA、缓释茶碱、甲磺司特。高剂量ICS+LABA，增加ICS剂量获益有限，而不良反应显著增加。

271.哮喘的第五级治疗是什么？适用于哪些人群？

　　哮喘的第五级治疗是最高级别的治疗方案，主要适用于采用第四级治疗，且吸入技术正确，依从性良好，但有持续哮喘症状或有急性发作的患者，需要转诊到哮喘专科按重度哮喘处理。第五级治疗首选治疗方案：高剂量ICS+LABA，根据哮喘临床表型评估再加如下药物治疗。①抗胆碱能药物：能够进一步提高肺功能，改善哮喘控制。②抗IgE单克隆抗体治疗：抗IgE单克隆抗体推荐用于第4级治疗仍不能控制的重度过敏性哮喘。③生物标志物指导的治疗：对使用大剂量ICS或ICS+LABA仍有症状持续、急性发作频繁的患者，可根据诱导痰和外周血嗜酸粒细胞检查调整治疗，判断是否为嗜酸粒细胞增高的哮喘，可选用抗IL-5单克隆抗体，或抗IL-5受体单克隆抗体，或抗IL-4受体单克隆抗体治疗，这一治疗策略可减少哮喘急性发作和降低ICS的剂量；FeNO与嗜酸粒细胞气道炎症关系密切，部分研究结果表明，根据FeNO检查结果调整治疗能够降低哮喘急性发作的风险，但仍需要更多临床试验的验证。④支气管热成形术：是经支气管镜射频消融气道平滑肌治疗哮喘的技术，可以减少哮喘患者的支气管平滑肌数量，降低支气管收缩能力和降低气道高反应性；对于第四级或以上治疗仍未控制的哮喘是一种可以选择的方法，其长期疗效尚待观察。⑤加用阿奇霉素：每周3次，超适应证使用，在中高剂量ICS+LABA治疗下仍有持续哮喘症状的患者，口服阿奇霉素治疗可减少哮喘的急性发作和改善患者生活质量；但要注意药物的不良反应，如常见的腹泻、Q-T间期延长、听力下降等；在开始治疗之前，有必要进行痰液检查以排除非典型结核分枝杆菌感染，阿奇霉素治疗也可能增加个体和群体的致病菌耐药概率，使用时需权衡利弊。⑥附加低剂量口服糖皮质激素（Oral coticosteroids，OCS）：口服泼尼松≤10 mg/d或其他等效剂量，对部分重度哮喘有效，但有时出现不良反应，对预期使用超过3个月的患者需要预防骨质疏松。

272.哮喘治疗中为什么要升级治疗？

升级治疗是按照哮喘阶梯治疗方案，从低级别治疗升高到高级别治疗的过程，主要是由于目前级别的治疗方案不能控制哮喘（可能是哮喘的症状持续存在，也可能是虽然经过治疗，但仍有发生急性发作的情况），应给予升级治疗，选择更高级别的治疗方案直至哮喘达到控制为止。升级治疗前需排除和纠正下列影响哮喘控制的因素：①药物吸入方法不正确；②依从性差；③持续暴露于触发因素（如变应原、烟草、空气污染、β受体阻断剂或非甾体类抗炎药等）；④存在合并症所致呼吸道症状及影响生活质量；⑤哮喘诊断错误等。

273.哮喘怎么样升级治疗？

哮喘的升级治疗分为以下3种方式：①升级维持治疗：适用于在当前治疗级别不能取得控制，且排除了上述影响哮喘控制因素的哮喘患者，应考虑高一级治疗方案当中的推荐选择方案，2～3个月后进行评估，如疗效不佳，可考虑其他推荐方案；②短程加强治疗：适用于部分哮喘患者出现短期症状加重，如发生病毒性上呼吸道感染或季节性变应原暴露时，可选用增加维持用药剂量1～2周的方法；③日常调整治疗：在布地奈德福莫特罗或丙酸倍氯米松福莫特罗每日维持用药的基础上，根据患者哮喘症状出现情况按需增加使用次数作为缓解治疗。

274.哮喘治疗中为什么要降级治疗？

哮喘的治疗是一个长期的过程，为了尽量减少药物的不良反应，对于控制良好的患者可以考虑降级治疗。根据我国哮喘防治指南的规定，当哮喘症状得到控制并维持至少3个月，且肺功能恢复正常并维持平稳状态，可考虑降级治疗。关于降级的最佳时机、顺序、剂量等方面的研究非常少，降级方法则因人而异，主要依据患者目前治疗情况、风险因素、个人偏好等。如降级过度或过快，即使症状控制良好的患者，其发生哮喘急性发作的风险也会增加。完全停用ICS有可能增加急性发作的风险，激素减量时气道高反应性测定和痰嗜酸粒细胞计数可预测症状失控的风险。过去12个月中有过急性发作病史者在降级治疗时急性发作的风险增加。因此，个人认为，哮喘的降级治疗不宜过快，必须病情处于完全控制状态，并保持至少3个月才考虑降级，如有口服药，可以先减去口服药物治疗。

275.哮喘怎么样降级治疗？

　　根据我国哮喘防治指南，哮喘降级治疗的原则是：①哮喘症状控制且肺功能稳定3个月以上，可考虑降级治疗，如果存在急性发作的危险因素，如SA-BA用量每月>1支（200喷/支）、依从性或吸入技术差、FEV1占预计值%<60%、吸烟或暴露于变应原、痰或血嗜酸粒细胞增高、存在合并症或有重大心理或社会经济问题，或存在固定的气流受限等，一般不推荐降级治疗，确需降级也应在严密监督和管理下进行；②降级治疗应选择适当时机，需避开患者呼吸道感染、妊娠、旅行期等；③每3个月减少ICS剂量25%～50%通常是安全可行的；④每一次降级治疗都应视为一次试验，有可能失败，需要密切观察症状控制情况、PEF变化、危险因素等，并按期随访，根据症状控制及急性发作的频率进行评估，并告知患者一旦症状恶化，需恢复到原来的治疗方案。目前的降级治疗推荐意见尚缺乏循证医学依据。推荐的药物减量方案的选择通常是首先减少激素用量（口服或吸入），再减少使用次数（由每日2次减至每日1次），然后再减去与激素合用的控制药物，以最低剂量ICS维持治疗。

276.哮喘治疗过程中为什么要随诊？

　　随诊是哮喘治疗中不可或缺的一环。哮喘是一种慢性气道炎症性疾病，其治疗是一个长期过程，哮喘治疗后控制得如何；有没有再次发作；所用药物或多或少都有其不良反应，特别是吸入药物需要一定的技术，患者是否完全掌握；哮喘的诱发因素是否去除等等，这一系列的问题均需要在随诊时得以解决。因此，哮喘治疗中必须要进行随诊。只有及时安排随诊，才有可能达到哮喘的完全控制。

277.哮喘多长时间复诊为好？

　　一般地，初次治疗的哮喘，第一次复诊可以安排在一个月但不能超过一个月，因为我们现在常用的ICS+LABA（信必可都保、舒利迭）每支是一个月的用量，如果超过一个月，治疗有可能会中断。对于控制比较良好的患者，复诊可以在两到三个月一次，这主要是看患者在这一阶段有没有哮喘急性发作的情况、用药有没有中断、诱发因素是否去除、所用药物有没有副作用等，并考虑能不能减药，所以随诊时间可以适当地安排长一些。对于那些控制不佳的患者，复诊可以安排得短一些，这主要是因为，哮喘控制不良，需要在复诊时调整治疗方案，寻找诱发急性发作的原因等，可以是一周、两周，不宜超过一个月。

278.哮喘治疗过程中为什么还会复发呢？

哮喘在治疗过程中出现复发或急性发作，主要是由于：①治疗方案不合理，哮喘没有达到完全控制；②患者对吸入技术没有掌握，影响药物疗效的发挥；③患者依从性差，中断治疗；④引起哮喘的诱发因素没有去除，如尘螨、花粉、动物毛屑等；⑤上呼吸道感染，很多哮喘的发作与上呼吸道感染有关；⑥合并症未控制，如过敏性鼻炎、胃食管反流等。这些因素不去除，很可能导致哮喘治疗失败，出现复发。

279.什么是哮喘的急性发作？

哮喘急性发作是指患者喘息、气促、胸闷、咳嗽等症状在短时间内出现或迅速加重，肺功能恶化，需要给予额外的缓解药物进行治疗的情况。哮喘急性发作的常见诱因有接触变应原、各种理化刺激物或上呼吸道感染等，部分哮喘发作也可以在无明显诱因的情况下发生。哮喘发作多见于治疗依从性差、控制不佳的患者，但也可见于控制良好的患者。

280.哪些急性发作的患者是具有死亡高风险的患者？

哮喘是一种异质性疾病，其发作的程度轻重不一，病情发展的速度也各有不同，可以在数小时或数天内出现，偶尔可在数分钟内危及生命。值得注意的是，重度哮喘发作亦可见于轻度或控制良好的哮喘患者。因此，识别具有哮喘相关死亡高危因素的患者非常重要，这些患者出现急性发作时应当尽早至医院就诊。高危患者包括：①曾经有过气管插管和机械通气濒于致死性哮喘的病史；②在过去1年中因为哮喘发作而住院或急诊；③正在使用或最近刚刚停用口服激素；④目前未使用吸入激素；⑤过分依赖SABA，特别是每月使用沙丁胺醇（或等效药物）超过1支的患者；⑥有心理疾病或社会心理问题，包括使用镇静剂；⑦对哮喘治疗依从性差；⑧有食物过敏史。有以上情况的患者在哮喘发作时需要格外关注，及时就医。

281.怎么样预防哮喘治疗过程中的急性发作？

如果在治疗过程中出现哮喘复发或急性发作，首先要分析其原因，针对不同原因进行处理才能有效预防。如果是治疗方案不合理，哮喘没有达到完全控制，需要重新调整治疗方案，升级治疗，力求哮喘完全控制。如果是患者对吸入技术没有掌握，影响药物疗效的发挥，需要教会患者如何正确使用吸入器如都保、准纳器等。如果是患者依从性差，不遵从医嘱而中断治疗，需要努力做好患者思想工作，树立起战胜疾病的信心，坚持用药。如果是引起哮喘的诱发因素没有去除，如尘螨、花粉、动物毛屑等，则应该帮助患者寻找可能的致敏原，并尽量避免，如不豢养宠物、卧室内不养开花植物、保持室内环境清洁、戒烟等。如果哮喘发作与上呼吸道感染有关，需要提醒患者，适当锻炼，增强免疫力，减少感冒，可在秋冬季节接种流感疫苗、肺炎疫苗等。如果有合并症未控制，如过敏性鼻炎、胃食管反流等，需要对这些疾病进行针对性治疗，如使用抗过敏药物治疗过敏性鼻炎；使用抗酸药、胃动力药治疗胃食管反流等。总之，哮喘治疗是一个长期的复杂过程，需要不断评估和不断调整治疗方案，才有可能达到完全控制。

282.如果哮喘发作不严重，患者如何进行自我处理呢？

根据我国哮喘防治指南，如果哮喘发作不严重，属于轻中度者，可以在家庭中进行自我处理。SABA是缓解哮喘症状最有效的药物，患者可以根据病情轻重每次使用2～4喷，一般间隔3小时重复使用，直到症状缓解。在使用SABA时应该同时增加控制药物（如ICS）的剂量，增加的ICS剂量至少是基础使用剂量的两倍，最高剂量可用到2000 μg/天的二丙酸倍氯米松或等效剂量的其他ICS治疗。如果控制药物使用的是布地奈德-福莫特罗联合制剂，则可以直接增加吸入布地奈德-福莫特罗（160/4.5 μg规格）1～2吸，但该药物每天最多不要超过8吸。口服激素的使用：若初始治疗和增加控制治疗2～3天后患者症状未完全缓解；或者症状迅速加重，PEF或FEV1占预计值<60%；或者患者既往有突发严重哮喘急性发作史，应口服激素治疗，建议给予泼尼松0.5～1.0

mg/kg或等效剂量的其他口服激素治疗5～7 d。后续处理：初始治疗1～2天自我评估治疗反应不佳，如哮喘症状使日常活动受限或PEF下降>20%达2天以上，应及时到医院就诊，在医师指导下调整治疗。经过自我处理后，即使症状缓解的患者也建议到医院就诊，评估哮喘控制状况和查寻发作原因，调整控制药物的使用，预防以后的哮喘发作。

283.对于轻中度急性发作的患者，医院是怎么处理的？

若患者在家中自我处理后症状无明显缓解，或者症状持续加重，应立即至医院就诊。反复使用吸入性SABA是治疗急性发作最有效的方法，在第1小时可每20分钟吸入4～10喷，随后根据治疗反应，轻度急性发作可调整为每3～4小时吸入2～4喷，中度急性发作每1～2小时重复吸入6～10喷。对初始吸入SABA反应良好，呼吸困难显著缓解，PEF占预计值>60%～80%，且疗效维持3～4小时，通常不需要使用其他药物。也可以采用雾化吸入SABA和SAMA雾化溶液，每4～6小时1次。口服激素治疗：对SABA初始治疗反应不佳或在控制药物治疗基础上发生急性发作的患者，推荐使用泼尼松0.5～1.0 mg/kg或等效剂量的其他全身激素口服5～7天。症状减轻后迅速减量或完全停药。雾化吸入激素：对全身使用激素有禁忌证的患者，如胃十二指肠溃疡、糖尿病等，可以给予激素雾化溶液吸入治疗，但雾化吸入激素与口服激素相比费用更贵。经以上处理后，需要严密观察和评估病情，当病情持续恶化可收入院治疗。病情好转、稳定者可以回家继续治疗。急性发作缓解后，应该积极地寻找导致急性发作的原因，检查患者用药的依从性，重新评估和调整控制治疗方案。

284.中重度哮喘急性发作，医院是怎么处理的？

急诊室或医院内的处理：①支气管舒张剂的应用：首选吸入SABA治疗，给药方式可用压力定量气雾剂经储雾器给药，或使用SABA的雾化溶液经喷射雾化装置给药，两种给药方法改善症状和肺功能的作用相似；初始治疗阶段，推荐间断（每20分钟）或连续雾化给药，随后根据需要间断给药（每4小时1次），吸入型SABA（如沙丁胺醇或特布他林）较口服和静脉给药起效更快、不良反应更少，对中重度哮喘急性发作或经SABA治疗效果不佳的患者可采用SABA联合SAMA雾化溶液吸入治疗，重度患者还可以联合静脉滴注茶碱类药物治疗，一般氨茶碱每日剂量不超过0.8 g（8片），静脉滴注过程中要密切观察对心血管、胃肠道的不良反应，不推荐静脉推注氨茶碱；伴有过敏性休克和血管性水肿的哮喘患者可以肌肉注射肾上腺素治疗，但不推荐常规使用。②全身激素的应用：中重度哮喘急性发作应尽早使用全身激素，口服激素吸收好，起效时间与静脉给药相近，推荐用法：泼尼松0.5～1.0 mg/kg或等效的其他激素，严重的急性发作患者或不宜口服激素的患者，可以静脉给药；推荐用法：甲泼尼龙80～160 mg/天，或氢化可的松400～1000 mg/天，分次给药，地塞米松因半衰期较长，对肾上腺皮质功能抑制作用较强，一般不推荐使用；静脉和口服给药的序贯疗法可减少激素用量和不良反应，如静脉使用激素2～3天，继之以口服激素3～5天。③氧疗：对有低氧血症（氧饱和度<90%）和呼吸困难的患者可给予控制性氧疗，使患者的氧饱和度维持在93%～95%。④其他：大多数哮喘急性发作并非由细菌感染引起，应严格控制抗菌药物使用指征，除非有明确的细菌感染的证据，如发热、脓性痰及肺炎的影像学依据等。

285.重症和危重症患者在医院应该如何处理？

急性重度和危重哮喘的处理：急性重度和危重哮喘患者经过上述药物治疗，若临床症状和肺功能无改善甚至继续恶化，应及时给予机械通气治疗，其指征主要包括：意识改变、呼吸肌疲劳、$PaCO_2 \geq 45$ mmHg等。对部分患者可使用经鼻高流量氧疗、经鼻（面）罩无创机械通气治疗，若无改善则尽早行气管插管机械通气。药物处理同前所述。经初始足量的支气管舒张剂和激素治疗后，如果病情继续恶化需要进行再评估，考虑是否需要转入ICU治疗。初始治疗症状显著改善，PEF或FEV1占预计值恢复到个人最佳值60%以上者可回家继续治疗，PEF或FEV1占预计值为40%～60%者应在监护下回到家庭或社区医院继续治疗。

286.医生说我是咳嗽变异性哮喘，应该怎么治疗呢？

咳嗽变异性哮喘（CVA）是指以慢性咳嗽为唯一或主要临床表现，无明显喘息、气促等症状，但存在气道高反应性的一种不典型哮喘。国内外多项研究结果显示，CVA是成人慢性咳嗽的最常见病因之一，国内多中心调查结果显示其占慢性咳嗽病因的三分之一。CVA的主要表现为刺激性干咳，通常咳嗽比较剧烈，夜间咳嗽，特别是凌晨3~5点的咳嗽为其重要特征。部分患者也有季节性。在剧烈咳嗽时可伴有呼吸不畅、胸闷、呼吸困难等表现。常伴发过敏性鼻炎。感冒、异味、油烟和冷空气等容易诱发或加重咳嗽，但单凭这些临床特点不能诊断CVA。CVA的治疗原则与典型哮喘治疗完全相同，大多数患者ICS或ICS+LABA治疗有效，治疗时间应在8周以上。部分患者停药后可以复发，需要长期治疗。白三烯受体拮抗剂（LTRA）治疗有效。很少需要口服激素治疗，对于气道炎症严重的CVA或ICS治疗效果不佳时，可以考虑升级治疗，加用白三烯受体拮抗剂治疗，或短期使用中低剂量口服激素治疗。

287.医生说我是胸闷变异性哮喘，应该怎么治疗呢？

近年来我国专家发现有一种哮喘，以胸闷为唯一症状，称为"胸闷变异性哮喘"（Chest tightness variant asthma，CTVA），这类患者以中青年多见，起病隐匿，胸闷可在活动后诱发，部分患者夜间发作较为频繁，没有反复发作的喘息、气促等典型的哮喘表现，常伴有焦虑。肺部听诊没有哮鸣音，具有气道高反应性、可逆性气流受限以及典型哮喘的病理生理特征，并对ICS或ICS+LABA治疗有效。这种哮喘虽然症状不典型，但治疗与典型哮喘完全一致。

288.我是哮喘患者，能不能做手术？

哮喘患者是可以进行手术治疗的，但是需要从以下三个方面进行处理：①术前准备：完整的术前评估与准备及哮喘的良好控制是保证围手术期安全的关键。评估应包括症状评估及围手术期急性发作风险评估。对于择期手术，哮喘评估应至少在术前1周进行。哮喘症状未控制及近期发生过急性发作的哮喘患者，其围手术期发生支气管痉挛的风险增高。围手术期哮喘患者推荐常规行肺功能检查，尤其对于症状未控制的哮喘患者。2019版GINA指南推荐，所有哮喘患者择期手术应在达到良好哮喘控制后进行；对于急诊手术，则应充分权衡患者可能存在的气道风险与手术必要性。所有哮喘患者，围手术期应规律应用维持药物。静脉激素治疗可能更适合于急诊手术患者。②术中管理：神经肌肉阻滞剂是最常见诱发过敏反应的药物，如阿曲库铵、米库溴铵等，均可诱导组胺释放效应，而罗库溴铵适用于哮喘患者快速气管插管；七氟醚作为吸入性麻醉诱导剂，其耐受性良好且具有支气管舒张作用。③术后管理：术后良好的镇痛、加强呼吸训练、控制胃食管反流等可能有助于减少哮喘急性发作的风险。无创正压通气对于气管拔管后持续气道痉挛的哮喘患者可能获益。

289.医生说我是阿司匹林性哮喘，应该怎么办？

哮喘患者在服用阿司匹林数分钟或数小时后可诱发哮喘急性发作，这是对以阿司匹林为代表的非甾体类抗炎药（NSAIDs）不耐受现象，称为阿司匹林性哮喘（Aspirin induced asthma，AIA）。妊娠期尤其妊娠后期使用治疗剂量的阿司匹林可提高后代儿童期哮喘的发生风险。近40%的AIA患者存在慢性鼻炎、鼻息肉、副鼻窦炎及嗅觉异常。AIA的典型临床表现：在服用阿司匹林等NSAIDs药物10～120分钟后出现严重的哮喘发作，常伴有发绀、结膜充血、大汗淋漓、端坐呼吸、烦躁不安或伴咳嗽。预防AIA最有效的方法是避免再次应用该类药物，对于那些需大剂量糖皮质激素来控制哮喘症状，或常规治疗难以改善鼻部炎症和息肉病变，或因其他疾病而需服用阿司匹林的阿司匹林性哮喘患者，可进行脱敏治疗。控制鼻部疾病、LTRA治疗均有助于阿司匹林性哮喘症状的改善。当有临床需求需要使用NSAIDs药物时，建议考虑使用COX2抑制剂，如塞来西布、美洛昔康等。

290.怀孕3个月了，突然检查出哮喘，我该怎么办呢？

妊娠期哮喘是指女性怀孕期间出现的哮喘。大约4%～8%孕妇患哮喘，1/3哮喘患者因妊娠而加重，多发生在妊娠第24～36周；妊娠期前三个月体重增加超过5 kg与哮喘急性加重风险呈正相关，且风险会随体重增长而进一步增加。妊娠哮喘不仅影响孕妇，还影响胎儿；未控制的妊娠哮喘会导致孕妇发生子痫或妊高症，还可增加围产期病死率、早产率和低体重儿的发生率。妊娠期哮喘治疗原则与典型哮喘相同，基于妊娠安全性考虑，药物选择要慎重；在妊娠过程中停用ICS可导致哮喘急性发作。LTRA可减少症状，且不增加早产的风险，有文献将其归为B类药。妊娠早期补充适量维生素D可减少哮喘高危后代的儿童期哮喘、发作性喘息的发生，而妊娠期饮食中富含叶酸并同时服用推荐水平及以上剂量的叶酸补充剂则会轻度提高后代儿童期哮喘的发生风险。

291.每次来月经，总是有喘息，该怎么办呢?

月经性哮喘治疗处理原则与典型的哮喘类似。月经前易发作哮喘的，可在周期性哮喘发作前数天口服预防药物，如酮替芬（2次/天，每次1 mg）或孟鲁司特（10 mg，1次/天）；月经来潮前适时使用黄体酮肌肉注射，可防止黄体酮水平的突然下降；酌情使用炔羟雄烯唑，对经前期紧张者有效。

292.医生说我是哮喘合并了慢阻肺，是怎么回事呢?

2014年GINA和GOLD全球性指南同时提出了哮喘–慢性阻塞性肺疾病重叠综合征（Asthma-COPD orerlap syndrome，ACOS）这个概念，ACOS以持续气流受限为特征，同时伴有哮喘和慢阻肺相关的临床特点。以后改称为ACO，是临床上对同时具有哮喘和慢阻肺特征的一种描述性用语，其包含了哮喘和慢阻肺不同的临床表型，患病率在15%～20%。目前ACO尚无公认的诊断标准，符合如下标准的患者考虑ACO诊断：①已诊断慢阻肺的患者，如存在可逆的气流受限（肺功能检查支气管舒张试验阳性）、呼出气一氧化氮（FeNO）增高、诱导痰嗜酸性粒细胞增高、既往有哮喘病史，需考虑ACO诊断；②已诊断哮喘的患者，经过3～6个月规范治疗后，仍然存在持续气流受限（吸入支气管舒张剂后FEV1/FVC<70%），存在有害气体或物质暴露史［吸烟或既往吸烟≥10（包·年）］，高分辨率CT（HRCT）判断存在肺气肿以及肺功能检查弥散功能下降，需考虑ACO的诊断。因此，医生说你是哮喘合并了慢阻肺，可能就是指的这种情况。

293.哮喘慢阻肺重叠应该怎么治疗?

哮喘慢阻肺重叠（Asthma-COPD overlap，ACO），其影响较哮喘为低，因为其气流受限是不可逆的。但与慢阻肺相比，其影响较好，主要是因为其气流受限还有一定程度的可逆性在内，所以药物治疗效果较普通慢阻肺为好。根据我国哮喘防治指南的推荐意见，ACO的治疗应联合使用吸入糖皮质激素、长效抗胆碱药和长效β_2受体激动剂（ICS-LABA-LAMA）。同时，还应包括戒烟、肺康复、疫苗接种和合并症的治疗等综合措施。

294.哪些药物在哮喘急性发作时应该禁止使用或慎重使用？

哮喘患者控制不良时禁用药物有：①心得安（普萘洛尔）：本品除对心脏的β受体（β_1受体）有阻断作用外，对支气管及血管平滑肌的β受体（β_2受体）亦有阻断作用，可引起支气管平滑肌痉挛和鼻黏膜毛细血管收缩，哮喘病人用后可使病情急剧恶化，故禁用于支气管哮喘与过敏性鼻炎患者。②新斯的明、毒扁豆碱等抗胆碱酯酶药进入人体后可与胆碱酯酶结合，使乙酰胆碱大量增加，从而使支气管收缩；毛果芸香碱和甲酚胆碱等拟胆碱药能直接兴奋支气管平滑肌M-受体，故均可诱发和加重支气管哮喘。③吗啡、杜冷丁、芬太尼可引起呼吸抑制，加重哮喘，哮喘发作时应禁用。

慎用药物有：①非甾体类镇痛药物：阿司匹林、赖氨匹林、消炎痛（吲哚美辛）、扑热息痛、安乃近等药物可诱发或加重哮喘，临床应谨慎应用或禁用。②生物制剂：胸腺肽可作为异体抗原导致哮喘加重。③胺碘酮：肺系不良反应为最，可导致肺炎、肺纤维化、哮喘、肺损伤、胸腔积液，处理方法是停药或减量应用。

295.哮喘患者何时应该进入重症监护病房？

重症监护病房（Intensive care unit，ICU）的主要职责是呼吸和循环支持，也就是说如果哮喘病人出现了呼吸衰竭，需要使用呼吸机（一般是有创呼吸机）进行呼吸支持，或出现循环不稳、血压下降，需要进行循环支持的情况，可以进入ICU进行抢救治疗。另外，是否进入ICU治疗还与当地医疗设施完善程度、抢救水平等有关。

296.哮喘患者可以进行呼吸康复训练吗？

肺康复疗法又称PR治疗。肺康复的对象主要是患慢性阻塞性肺病（COPD，如慢性阻塞性支气管炎、阻塞性肺气肿）多年并已伴有不同程度肺功能损害的患者，也包括某些支气管哮喘、肺囊性纤维化和限制性肺疾病的患者。

由于医学科学和经济社会的发展，肺的康复治疗已越来越受到人们的重视，医护人员的职责不仅在于为病人诊断和治疗疾病，减轻痛苦，更重要的还要帮助病人尽可能地恢复身心健康，恢复受损害的器官功能，减少疾病的复发。慢性疾病如COPD随着疾病的进展，导致恶性循环，使低氧血症、红细胞增多症、肺心病和充血性心力衰竭等并发症相继发生。因此，对COPD的治疗不能局限和满足于急性加重期时的成功抢救，而应追求通过逐步的不懈努力以减轻病情，减少症状和提高生命质量。已有充分证据表明，通过对患者采取全面的肺康复措施，包括卫生教育、心理和药物治疗、氧疗和气溶胶吸入治疗、物理治疗、呼吸和全身运动锻炼以及营养支持等，患者的症状可明显改善，呼吸运动效率增加，生活自理能力加强，住院次数减少。

297.肺康复训练方式有哪些？

肺康复训练以主动训练为主，其训练方式多种多样，因人而异。常用的有：①腹式呼吸：使患者平躺或保持半卧位于床上，双脚屈曲，双手置于身体两侧，经鼻吸气，从口呼气，吸气与呼气的比例为1∶2。②缩唇呼吸：从鼻孔吸入空气，用类似于吹口哨的嘴型呼气，吸气与呼气的比例为1∶2。③呼吸训练器：目前市面上的呼吸训练器有很多，使用方法大同小异；让患者处于放松舒适体位，将呼吸器放入患者口中，经由吹嘴做最大吸气并保持5秒后再呼气。④其他，如吹气球、吹蜡烛等。另外还包括肢体运动、全身运动等，中国传统气功、太极拳、六字诀等也是很好的呼吸训练方法，可以根据患者身体状况，制定康复计划，循序渐进。

298.支气管哮喘健康教育是什么？

哮喘健康教育与管理是提高疗效、减少复发和提高患者生活质量的重要手段，应使患者了解并掌握以下内容：

①让患者相信通过长期、适当、充分的治疗，完全可以有效地控制哮喘发作，增强治疗信心。②结合患者个人的具体情况，找出各自的激发因素，以及避免诱因的方法，讲解哮喘的激发因素，哮喘病人应避开过敏原，能引起哮喘发作的东西不要留在家里，不养宠物、不吸烟，家里不能有强烈、刺激的气味、不能有带香水味的肥皂、洗发液或润肤液，不能点香。③同时使患者了解哮喘病的本质和发病机制，使患者发现哮喘发作先兆的表现及相应的处理方法。④教会患者使用峰流速仪，并用其监测支气管哮喘病情的变化，教会患者记哮喘病程记录的方法，教会患者在哮喘发作时进行简单的紧急处理方法。⑤教会患者常用平喘药物的作用、正确用量、用法、不良反应。⑥教会患者掌握

正确的吸入技术。告诉患者什么情况下应该去医院就诊。患者与医师共同制订出防止复发、保持长期稳定的治疗方案。

299.支气管哮喘的治疗原则是什么?

支气管哮喘是呼吸系统常见病之一，其发病受遗传因素、环境因素等多种因素影响，目前还无法根治，但是可以控制症状，减少复发，并且防止病情恶化，尽可能保持肺功能正常，维持正常活动能力，避免治疗副作用，防止不可逆性气道梗阻，避免死亡的发生。

治疗原则可分为三方面：

①控制病情发展，减少和减轻急性发作，患者应积极配合，坚持长期预防和治疗。

②坚持个体化原则，即各自使用的方法和药物，甚至具体到剂量的使用，包括患者的依从性、心理等都应结合患者本身。

③规范化原则，根据有关哮喘治疗的指南，制定规范的治疗及用药方案。

第五篇　预防篇

300.为什么要重视哮喘预防呢?

哮喘是一种慢性气道疾病,从目前的医疗水平还不能使其根治,因此,预防哮喘发作就显得格外重要。另外,哮喘如果控制不良,反复发作,会造成病情逐渐加重,甚至出现肺心病、呼吸衰竭、心功能衰竭等危重情况。所以说哮喘的治疗中要注重预防。

301.哮喘要如何预防呢?

哮喘的预防涉及到很多方面的问题,如从病因来说,应该避免哮喘的诱发因素,如各种过敏原、上呼吸道感染等。从哮喘的治疗方面来说,应该培养良好的依从性,建立医患之间的伙伴关系等,从药物使用方面来说要坚持用药,遵嘱用药,停药时要在医生的指导下逐渐减药停药,不能随意停药等。

302.为什么要建立医患之间的伙伴关系?

无论是国内还是国际性指南均指出,建立医患之间的合作关系(伙伴关系)是实现有效哮喘管理的首要措施。医务人员与哮喘患者或其家人建立良好的合作关系,有助于患者获得疾病知识、自信和技能,在哮喘管理中发挥主要作用。针对自我管理的个性化教育可降低哮喘病残率。应鼓励患者参与治疗决策,表达他们的期望和关心的问题。

303.始终在一个医生跟前看病好吗?

得了哮喘后首先要明白这是一种慢性病,是一种不能根除的疾病,需要进行长期治疗。其次，哮喘的诊治是一个循序渐进的过程，并不是一蹴而就的。医生接诊后首先会根据你的症状和相关检查结果做出初步判断，然后会做出相应的处理，如果诊断正确，处理措施得当，治疗效果就好，反之则可能效果不佳，甚至无效。因此一般都会要求患者在治疗一段时间后复诊，再次评估治疗效果，并做出相应判断，寻找影响疗效的因素，有针对性地进行调整，从而达到理想的治疗效果。如果今天在这个医生跟前就诊，明天在另外一个医生跟前就诊，频繁更换医生，则可能事倍功半，得不偿失。综上所述，虽然医生很多，最好还是固定一个医生去就诊。但是这并不是说对于那些看病不认真、水平低的医生还要一直看下去。

304.医生举办的患者教育活动我有必要参加吗？

随着哮喘治疗的规范化、标准化，患者教育逐渐提上议事日程，为了更好地管理患者，很多医生都会通过各种方式，如微信群、相关网站、APP等，及线下方式进行患者教育。通过患者教育，一方面提高患者对哮喘知识的了解，改善医患关系、提高患者依从性。另一方面，通过患者教育，增强患者对疾病的信心，提高了吸入技术，增强了疗效。因此，从病人角度出发，应积极参加医生举办的各种形式的患者教育活动。

305.我看医生时应该准备哪些材料呢？

一般哮喘患者看医生时应注意：如果是初次就诊，首先需要告诉医生你最不舒服的感觉是什么，也可以准备一个提纲，把你所要问的问题写下来，以免就诊结束仍有问题忘记询问了。其次可以携带外院或以前所做检查，即使是正常的检查也有价值。如果是复诊患者，需要告诉医生经过治疗后病情变化情况，哪些情况改善，哪些情况没有改善，所用药物有没有副作用，吸入装置会不会正确使用，诱发因素是否有效避免等。

306.什么是哮喘日记？

哮喘日记是哮喘患者每天所记录的日常生活情况。它不仅包括了哮喘病情的变化情况，还包括了一般情况，如天气、气温、室内外环境的变化、心情、饮食、运动和工作情况等。在日记中应重点记录当天的症状和发病情况，峰流速（PEF）值以及昼夜变化率、药物使用情况等。

307.我为什么要记录哮喘日记呢?

　　哮喘是一种慢性疾病，目前还不能根治，所以哮喘的治疗必须是长期的。为了更好地控制哮喘，医生常常建议患者记录哮喘日记。通过日记，医生可能会发现诱发或加重哮喘的原因、哮喘的治疗情况、药物使用情况、吸入技术掌握情况等，从而制定更合理的治疗计划，尽可能达到哮喘的完全控制。

308.我应该怎么样记录好哮喘日记?

　　记录哮喘日记是一件琐碎而又枯燥的事情，首先需要持之以恒，如果断断续续地记录，很可能不能反应出哮喘的病情变化。其次，准确记录每天的哮喘症状，如咳嗽、咳痰、胸闷、喘息，发生在几点几分，有没有可能的原因，性质怎么样，如何缓解的等。记录药物使用情况，如早晚两次信必可治疗，中间有没有再加用一次或加用其他药物等。再次，要记录好峰流速值，可以做成趋势线，能够更好地反应出病情的变化情况。另外还要详细记录生活中的很多细节活动，如新添了家具、衣物、新换了化妆品等。总之，哮喘治疗是一个长期的工作，需要医患密切配合，根据个体情况及病情变化，制定出最合理的治疗方案，持之以恒，才有可能达到对哮喘的完全控制，而记录哮喘日记是其中一个必要环节。

309.哮喘患者不能吃什么?

　　哮喘属于一种慢性过敏性疾病，引起的过敏原种类繁多，而且因人而异，因此在饮食上需要自己摸索，进食后能够引起胸闷、咳嗽、喘息等哮喘症状的食物应尽量避免。也可以行过敏原检测，看看对哪些常见的食物过敏，以后就尽量避免食用这些食物。但是由于过敏原检测的局限性，阳性的我们日常并不一定能够接触到，而每天接触的过敏原可能检测不出来，所以，得了哮喘以后需要注意，自己摸索并记录哪些东西可能会引起自己不适。一般而言，容易引起哮喘发作的食物有：①辛辣刺激性食物或调味品比较重的食物如火锅、麻辣烫等；②海鲜类食物，如鱼、虾、螃蟹等，特别是虾；③动物性蛋白如牛奶、鸡蛋等；④坚果类如花生、杏仁、腰果、核桃等；④水果类如桃子、凤梨等。

总之，引起过敏的食物各种各样，每个人均不相同，需要在日常生活中自己摸索，尽量避免，才能使哮喘达到一个理想的控制水平。

310. 哮喘患者日常生活中要注意什么？

哮喘是一种慢性气道疾病，长期性和反复性是其重要特点，为了避免其反复发作，日常生活中需要注意很多事项。首先，绝大多数的哮喘发作与过敏有关，因此在日常生活中需要注意避免接触各类过敏原，如不豢养带毛宠物（狗、猫、鸟、鼠等）、室内不养开花植物、常保持室内清洁、不吃调味品比较重的火锅、麻辣烫等。运动性哮喘患者要避免在发病期间进行剧烈运动，特别是寒冷的早晨，没有经过热身运动的剧烈活动常常容易诱发哮喘发作。职业性哮喘可能需要更换工作环境。精神因素诱发的哮喘患者要注意避免较大的情绪波动。其次，很多人的哮喘发作与上呼吸道感染有关，因此哮喘患者还要注意增强体质，避免感冒。勤洗手、出门戴口罩、室内常通风等措施是减少呼吸道感染的有效措施。最后，也是最为关键的是坚持治疗，很多人常常会见好就收，哮喘刚治疗得有效果了，就停止治疗，导致哮喘反复发生。有些人可能担心哮喘的控制药物中有激素，会给自己带来很多副作用，故而停药。也有些人对哮喘的本质认识不够深刻，认为没有咳嗽喘息就是疾病痊愈了，不必要继续使用药物治疗。还有些人可能担心经济负担过重，病情稳定不发作就停止治疗，发作时再用药等。其实以上情况均是不可取的，要知道哮喘是一种不能根治的慢性疾病，长期稳定不发作是治疗目的也是用药控制的结果，反复发作可能会导致病情加重，出现肺心病、呼吸衰竭、心功能衰竭等致死致残情况，所以坚持治疗、不随意减药停药是哮喘患者日常生活中必须注意的。

311. 哮喘患者能喝酒吗？

一般认为，适量饮酒不仅可以增加一些营养成分，还可以刺激心跳和呼吸，改善食欲等。但是长期饮酒或酗酒、醉酒则是不可取的，最近国外研究证实即使少量饮酒，如果是长期，也会大大增加肿瘤的发病风险，特别是胃癌、食管癌等。酗酒和醉酒的危害就更不必多说了。对于哮喘患者来说，因其疾病本身的特殊性，不建议饮酒。大家知道，酒精是具有刺激性的饮品，可以刺激食管，通过神经反射引起气道神经兴奋性增强，而哮喘本身与神经兴奋性增强有关，所以饮酒不利于哮喘的控制。醉酒时，咳嗽反射减弱，呕吐误吸可能会诱发哮喘的发作。因误吸而发生吸入性肺炎时更容易引起哮喘发作。所以，哮喘患者还是尽量不饮酒为好。

312.哮喘患者能吸烟吗?

与饮酒一样，吸烟也是一种不良生活习惯及嗜好。对于哮喘患者，不建议其吸烟。这主要是因为：①香烟烟雾中含有很多种有害物质，如尼古丁、苯并芘、焦油等，这些物质除了可以致癌以外还能够引起气道出现炎症，而哮喘的本质就是气道炎症，因此从发病机制层面上来说，哮喘患者不宜吸烟。②吸烟可以加重哮喘的症状，烟雾刺激可诱发咳嗽、胸闷等症状，而哮喘患者常常呈现一种气道高反应性，轻微的刺激就会出现明显的咳嗽、喘息等症状，所以，从减轻症状方面来说，哮喘患者还是不宜吸烟。③最近有研究证实，吸烟的哮喘患者与不吸烟者相比，使用同样的控制药物如信必可等，效果则差很多。因此从哮喘控制角度来说哮喘患者还是不宜吸烟。

313.哮喘患者应该怎么保养?

我们知道，哮喘是一种慢性气道炎症性疾病，常常与接触过敏原有关。其发生机制既有身体本身的原因，即遗传性因素，也有外界环境的因素，如接触过敏原等。哮喘的保养应该从两方面着手：①身体本身方面，哮喘患者一般大多是过敏体质，因此在生活中应该避免接触各种过敏原，如不豢养带毛宠物、室内不养开花植物等，不吃调味品比较重的食物或海鲜等。感染，特别是上呼吸道感染常常是诱发哮喘的原因，因此，哮喘患者平时要注意保暖、避免受凉、适量运动、平衡饮食、增强体质，减少感冒次数。对于年老体弱者，还应该接种流感疫苗或肺炎疫苗。有些哮喘发作可能与精神心理因素有关，因此哮喘患者还要注意保持心理健康，避免情绪波动。②从环境因素方面来说，哮喘的发作常常与接触过敏原或上呼吸道感染有关。因此要尽量避免可能诱发哮喘的过敏原，但是，过敏的因素因人而异，千差万别，每个人都需要根据自身过敏情况来进行有意识地避免，才能减轻因接触过敏原而诱发哮喘。

314.哮喘患者家里可以养小动物吗?

　　哮喘是一种慢性气道炎症性疾病,常常与过敏有关。而引起过敏的东西非常多,有吸入性的如花粉、霉菌、动物毛屑、尘螨等,也有食入性的如牛奶、鸡蛋、鱼虾、药物等。为了防止哮喘发作,日常生活中需尽量避免接触各种过敏原。如果家里养了这些带毛小动物如小狗、小猫、仓鼠、鸽子、鹦鹉等,难免会在空气中有这些动物的毛屑、气味等,哮喘患者接触了这些东西后可能会诱发哮喘发作,或者给哮喘的治疗带来很大困难,出现难治性哮喘,甚至危及生命。因此,哮喘患者家里不建议豢养这些带毛的小宠物。

315.哮喘患者怎么样进行体育锻炼?

　　哮喘患者要进行体育锻炼,需要视病情稳定与否来决定。如果是稳定期,哮喘患者可以和正常人一样进行体育锻炼,如跑步、游泳、爬山等。如果是哮喘发作期,需要尽量避免进行比较剧烈的运动,可根据气短的程度选择一些比较温和的有氧运动,如漫步、太极拳、瑜伽等。如果是运动性哮喘,需要在运动前进行适当的热身运动,尽量避免在寒冷的早晨进行剧烈运动。如果患者肺功能比较差,可以进行呼吸康复训练。常见的呼吸训练有:①腹式呼吸,双手平放在腹部,吸气时用手感觉腹部膨隆,呼气时腹部回缩。②缩唇呼吸,用鼻子深吸气,尽量鼓起腹部,使腹部膨隆,然后再用嘴巴慢慢地吹气,要注意吸气与吹气过程一定要慢,让肺尽量的膨胀,使更多的气体进入肺脏。③膈肌锻炼,仰卧位屈膝或坐在舒适的椅子上,闭上眼睛,使身体完全放松,一只手放在肚脐上方,一只手放在胸口上,开始进行呼吸训练,注意,吸气时肚脐上的手轻轻下压腹部,感受膈肌下沉,腹部向上鼓起来,呼气时,感觉手缓慢地下降,气体排出体外;放在胸口的手去感受胸腔的位置,让胸部尽量不要上下起伏。每组训练可以持续一分钟,或者20~30个呼吸,每天做3~5组。④踏车训练,可以在家中、健身房或者康复中心进行,在进行锻炼前,应咨询专业人士,确保符合患者的能力。随着患者的肺功能增加,可以尝试骑行传统自行车。如运动时出现呼吸困难,则应停下来休息。⑤走路,开始可以根据自身情况制定方案,之后可以每天增加30秒或10米,即使是缓慢的节奏也有获益。如果患者长期没有运动,应在开始锻炼计划前咨询医生。

316.运动性哮喘要如何预防?

运动性哮喘是一种特殊类型的哮喘,其发生与运动有关,常常在运动时发作,可出现胸闷、咳嗽及喘息等症状。其预防要做到以下几点:①运动前预防性应用药物。一般建议运动前数分钟就吸入短效 β_2 受体激动剂,比如沙丁胺醇气雾剂,建议一次1~2揿,可有效预防运动性哮喘在运动时的发作。②运动前注意要做热身运动,运动前的充分热身运动和准备活动可避免或减轻运动性哮喘的发作。③尽量避免吸入干冷的空气,北方冬天可在太阳出来以后进行锻炼,在室外运动时可以戴口罩。④运动性哮喘发作时,应立即停止运动,并吸入治疗哮喘病的药物。

317.哮喘患者可以吹空调吗?

哮喘是一种由多种细胞(如嗜酸性粒细胞、肥大细胞、T淋巴细胞、中性粒细胞、气道上皮细胞等)和细胞组分参与的气道慢性炎症为特征的异质性疾病,其与气道高反应性相关。主要症状有:反复发作的喘息、气促、胸闷、咳嗽、咳痰等症状。大部分哮喘患者都存在过敏现象或者有过敏性鼻炎。发病前常常会有打喷嚏、流鼻涕、鼻痒、眼痒、流泪等症状。而长期使用的空调内存有大量的灰尘、尘螨及病原微生物,这极易诱发哮喘病人的过敏症状发作,从而导致哮喘,反复的哮喘发作会损害病人的肺功能,特别是呼吸系统发育不成熟的小儿。建议定期清洗空调、减少吹空调的次数、缩短在空调房的时间、多在室外呼吸新鲜空气、适量加强体育锻炼。

318.空调温度过低会诱发支气管哮喘吗?

炎炎夏日,大家都喜欢用空调,甚至把空调温度调得很低,这对哮喘病人有什么影响呢?我们知道,哮喘是一种与过敏有关的气道慢性炎症,接触过敏原、冷空气、上呼吸道感染等均可诱发或加重哮喘发作。当空调温度过低时,冷空气吸入呼吸系统,会刺激支气管,引起支气管痉挛从而诱发哮喘,甚至使急性期的症状加重。长期使用的空调内存有大量的灰尘,是尘螨的寄居场所,随着空调的风力而散布于室内,这极易诱发哮喘病人的过敏症状,从而导致哮喘急性发作。另外,室内温度过低,室内外温差过大,极易发生上呼吸道感染,这也是诱发哮喘发作的原因之一。因此哮喘患者要尽量少用空调,或不要把空调温度设置得太低。

319.打流感疫苗对哮喘有用吗？

我们知道，流感疫苗主要是用来预防流感的，那么流感与哮喘有什么关系呢？哮喘是一种慢性气道炎症性疾病，常常与接触过敏原、冷空气、上呼吸道感染等因素有关。而流感也是一种由流感病毒引起的上呼吸道感染，且具有传染性强、症状重、社会影响大等特点。流感流行会诱发哮喘发作，因此，哮喘患者接种流感疫苗具有一定的预防作用。但是，流感疫苗也属于一种生物制品，具有抗原性，有一部分人会出现过敏反应，特别是哮喘患者是一种过敏体质，接种时需要注意。

320.勤洗手、出门戴口罩等预防新冠肺炎的措施对于哮喘有用吗？

最近两年肆虐全球的新冠肺炎给全世界人民带来了极大的危害，在此期间，人们注意到上呼吸道感染和哮喘的患者不是增多了，而是减少了，这是为什么呢？在疫情期间，我党带领全国各族人民采取了一系列行之有效的方法，使得疫情得以迅速控制。这些方法中包括勤洗手、出门戴口罩、1米安全距离、室内通风等措施。通过以上措施，有效减少了上呼吸道感染的发生，而哮喘发作与上呼吸道感染具有明显的相关性，因此这些措施在一定程度上对于预防哮喘是有效的。另外，保持室内空气流通，能有效降低室内尘螨等过敏原的浓度，从而降低哮喘发作的风险。